そのまんまでOKのからだ観

今が一番！
気楽体覚書

宮城英男［著］　［写真］前田利勝

社会評論社

道を教えられることで、人は、
救われるわけではない。
示された道を
みずから歩むことで、
人は、
みずからを救うのだ。
―ブッダ―

今が一番！気楽体覚書＊目次

はじめに　『今が一番！』へといたる近道

本書は、『気楽体』という治療法を手掛りにして、〈今〉を直視すれば、誰だって楽になれるヨ、と主張するものである。

そのためには、「今、あるがまゝのあなた自身を見つめてみようヨ！」と、まずは、呼びかける。

仮に、あなたに、どんなにひどい痛みがあり、あるいは慢性病で苦しみ……と、耐え難い苦痛があったにせよ、である。

そして、もし仮に、その苦痛のまゝに、あなたが何とか〈今〉を直視できた……とする。と、「ほら、良ーく見てご覧！」

「ね、良ーく見れば、『今が一番！』になってはいないかい？」、という寸法である。

かかる“楽になる”方法をお伝えするべく、本書は書かれた。

だって、病気って、本当に、ただ症状が消えさえしたら、それでＯＫなものなのか？

痛みや苦しみってのも、ただただマイナスなだけの、憎むべき悪でしかないものなのか？

もし、病気や災難、痛みや苦しみから何も学ばないとしたら、人は、一体、いつ、どこで、学ぶ？

どうか、今、あるがまゝのあなた自身を、見つめて欲しい。

そして、だまされたと思ってでもいいから、その自分自身を、『今が一番！』という目で、見つめてみて欲しい。

この言葉こそ、まさに、魔法の呪文である。

とはいえ、実際上、あなたの〈今〉は“最悪！”かもしれない。

『今が一番！』などと唱えれば唱えるほど、最悪がより際立つばかり、かもしれない。

しかし、急がばまわれ、である。

最悪は最悪のまゝに、とにかくはその〈今〉を直視すること、ただただその実態を見つめ、確認すること、実は、この〈見る〉ことの中に、秘密があって、それこそが『今が一番！』へといたる近道、に、他ならない。

〈マイナス〉にだって、存在意義はあろう。

最悪の〈今〉なればこそ、ひたすらそれを直視し得るならば、必ずや、人は、そこから何かをつかみ取るものだ。

もとより、直視する方法は、シンプルなものがいい。

ちなみに、『気楽体』は、人と人とが何もせず、ただ共に在ればそこに〈治療〉が起こる、そんな、特異な一治療法である。

と同時に、そういう〈治療〉体験を直視することを通じ、かく創られてある自分に気づいていく、一人生観、でもある。

かくて、首尾良く最悪から逃れ得た、とすれば、あなたは、いつか、きっと、こう、気づくことになる、であろう。

あの呪文って、〈魔法〉なんかじゃあなかったネ！。

そもそも、最初から、『今が一番！』だったんだヨ、と。

ひとつの誕生……。

その生命の、
ふるえ、響きあう姿を、
宇宙の一切が
笑いながら見守り、
厳かに、祝う。
それは、至福の時……。
……………だから、
今が一番！

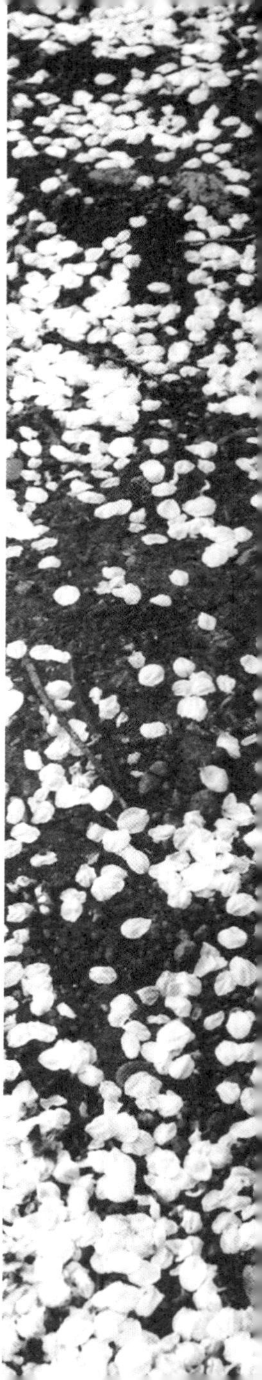

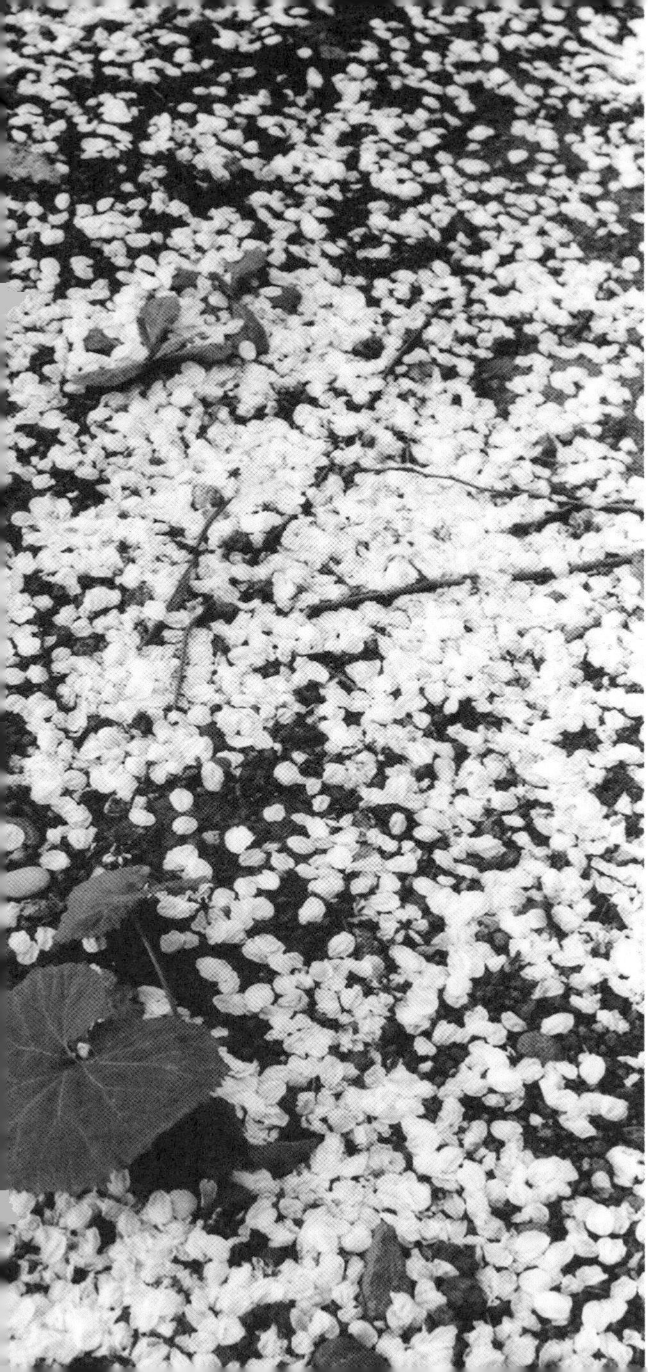

恋は、生命のゆらぎ……。

生命と生命とが、
互いをうちふるわせつゝ、
共に
生の深い香りを味わい、
共に
歓び、遊ぶ……。
……………だから、
今が一番！

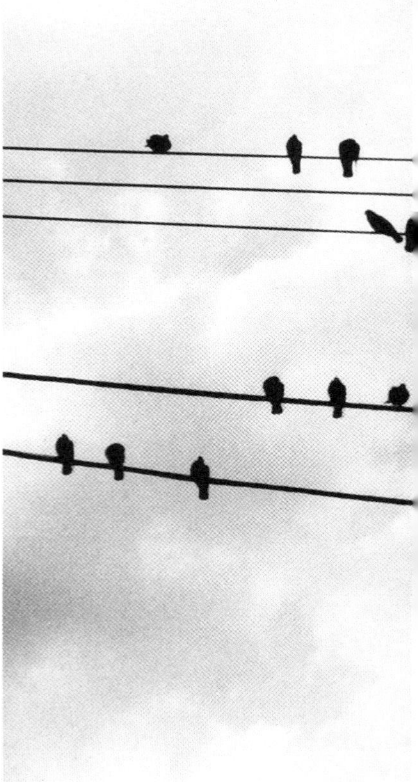

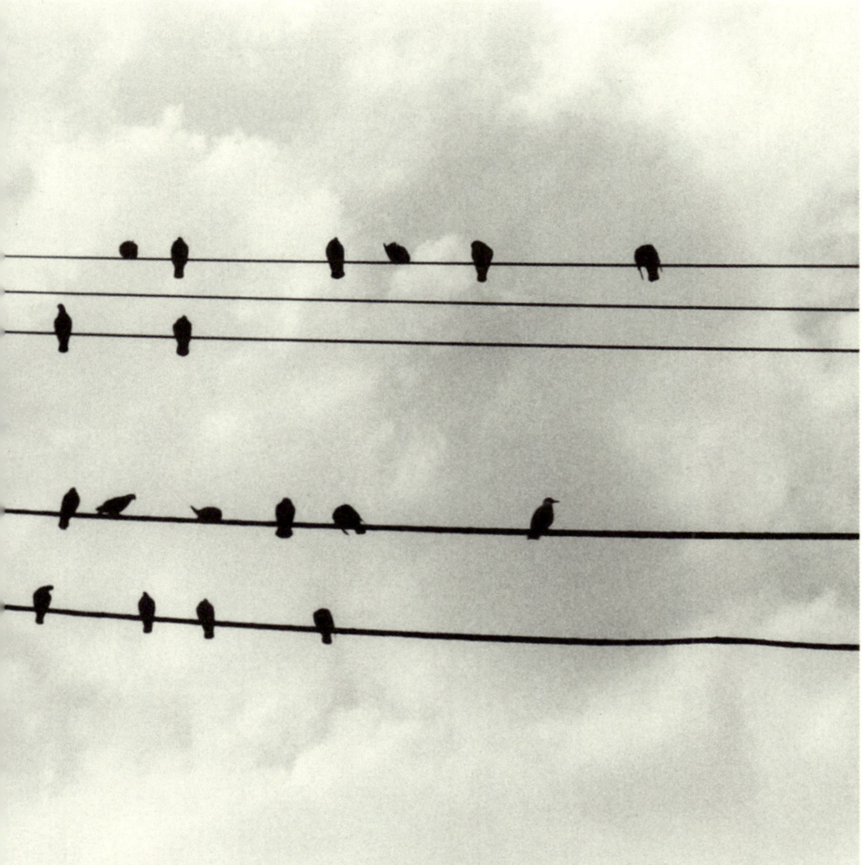

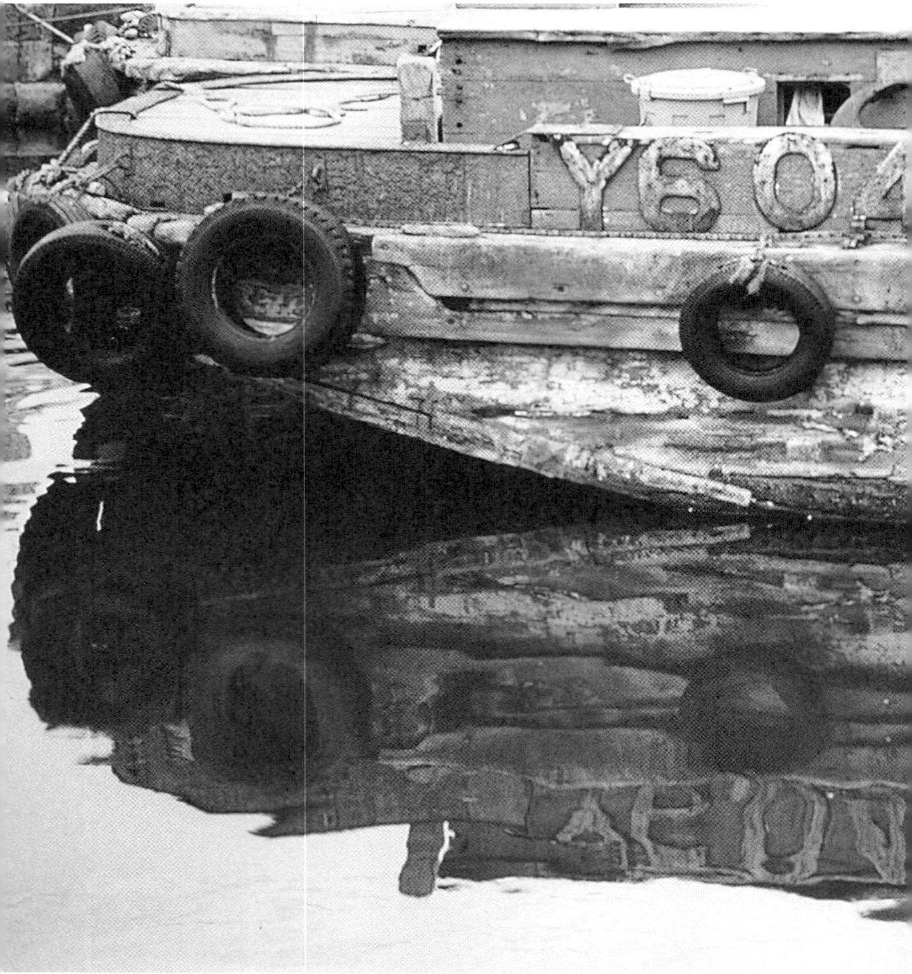
Y604

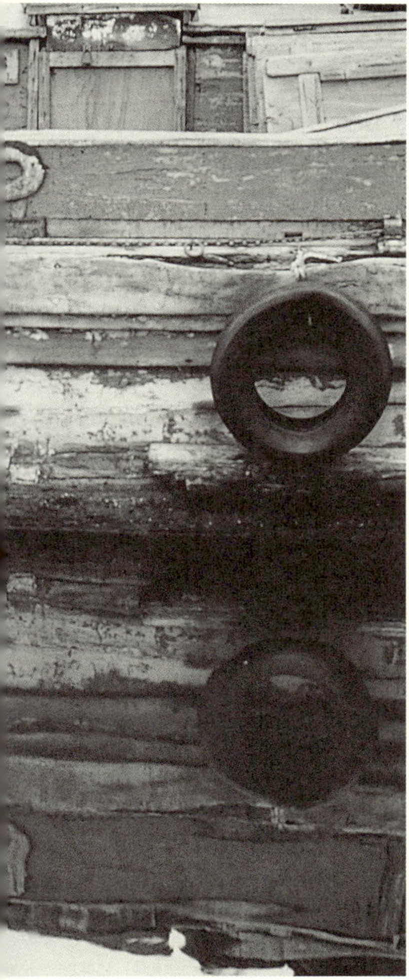

たそがれは、
荘厳にして深遠……。
落陽の輝きの中
陰と陽とが微かに交わり、溶け、
陰でもなく陽でもない、
もうひとつ別の、豊かな
奥深さが現れ出る。
落陽の時、
老いこそが、
ふたつとなき美。
……………だから、
今が一番！

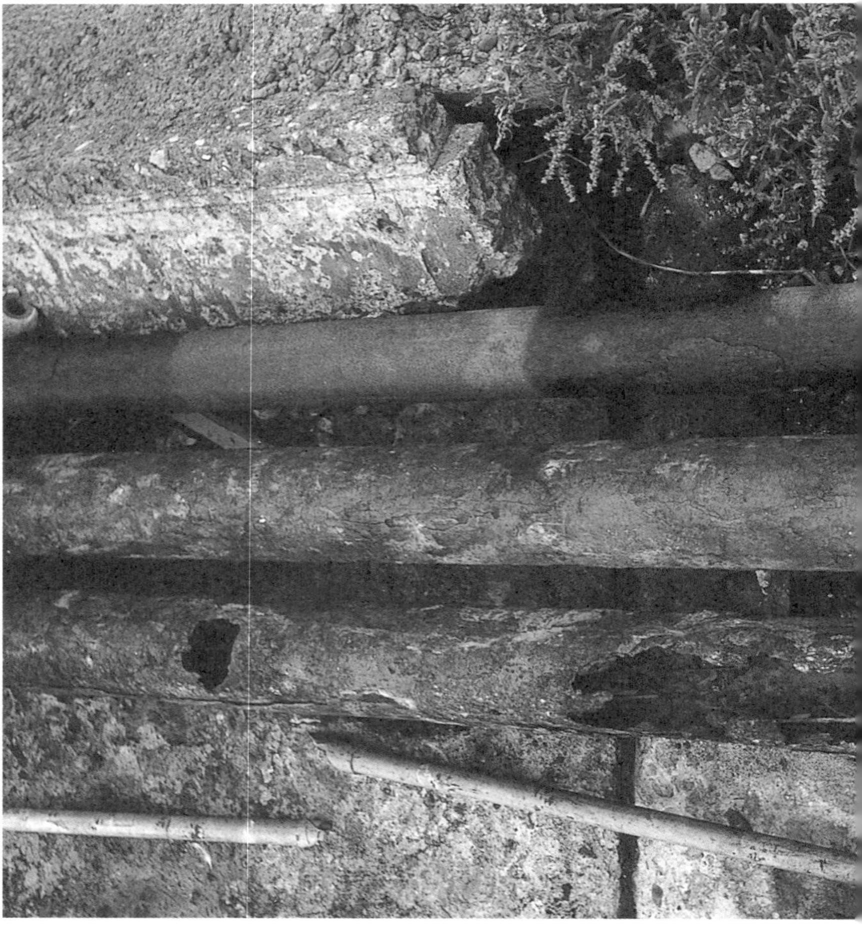

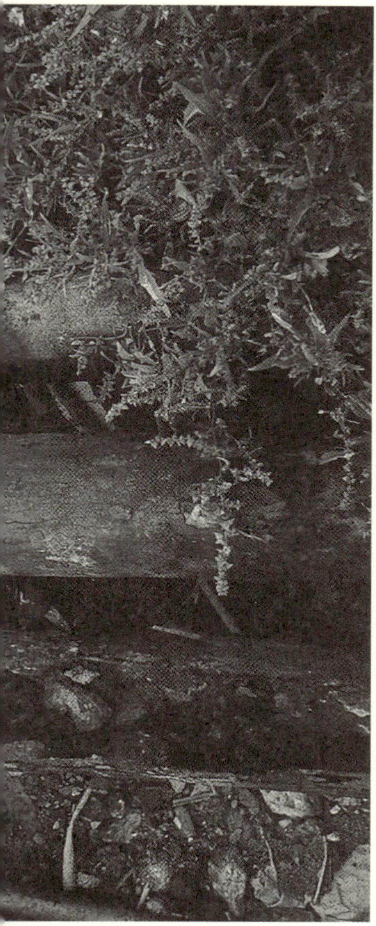

病むところ、自ずと
悠々たる〈時〉が流れる。
それは……、
ゆったりのびやかな、受容の時。
限りなきやすらぎと、
静寂につつまれ……、
病む者は、自ずと
内を、内を、凝視する。
すると、そこもまた
厳粛、かつ華麗な、
踊りの場となる。
……………だから、
今が一番！

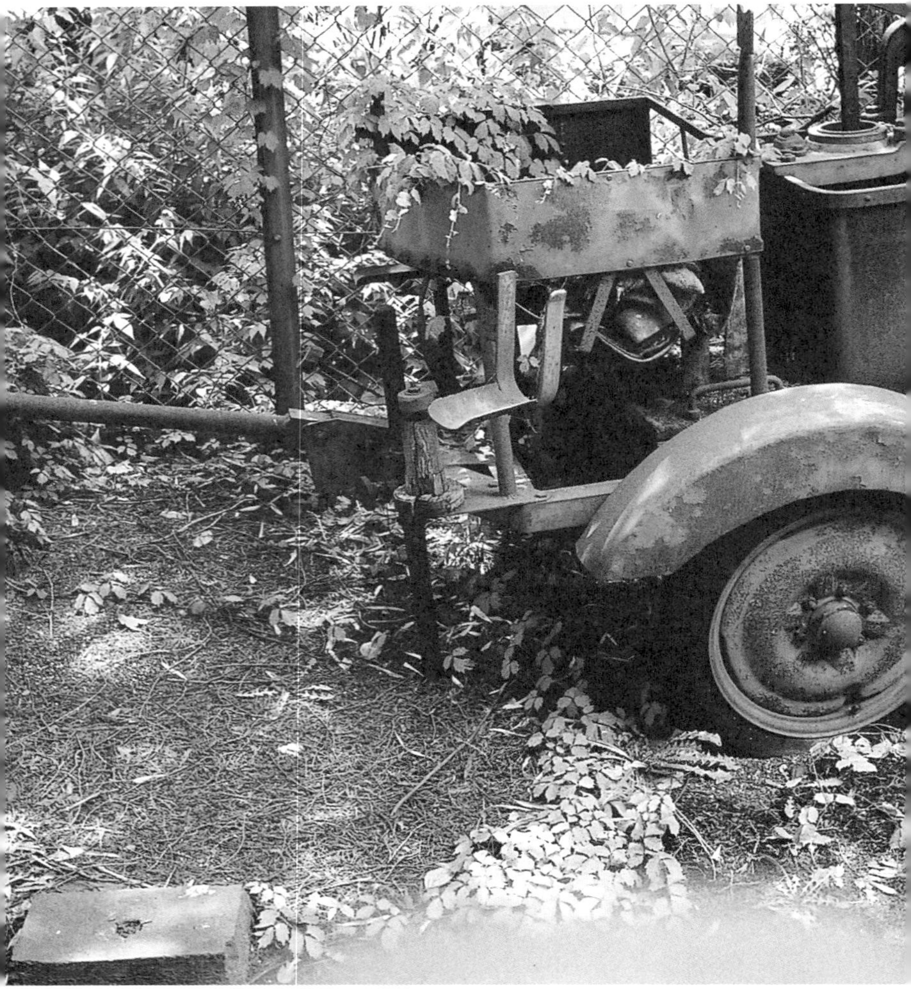

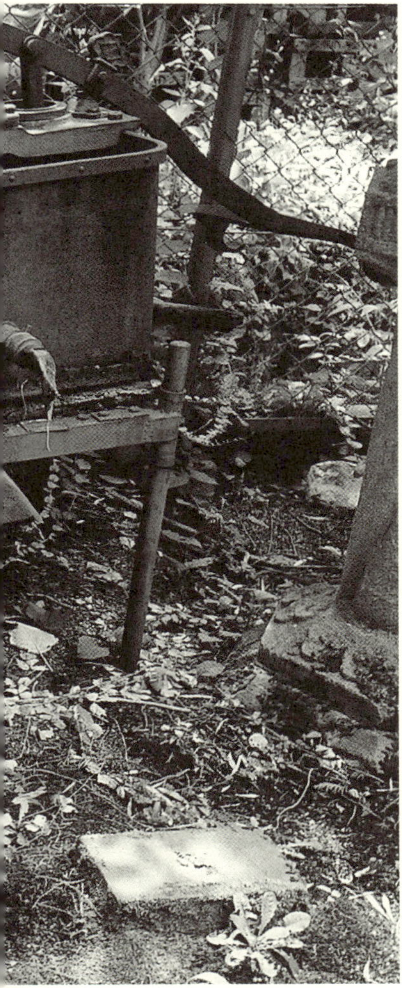

死は、
生命のまばゆいきらめき……。
うつろい流れゆくのが
森羅万象だから、
死に臨んでは、必ず、
どんな生命であれ、
宇宙の一切に向かって、
自らのふるえを、
自らの香りを、
今この時とばかりに
解き放つ。
…………だから、
今が一番！

何が一番だとか、一番正しいとかいって
いたの、あれ、ばかみたいだね。
（前田利勝『光と影の向こうに』）

第1章　え？、『今が一番！』ってどんな意味？

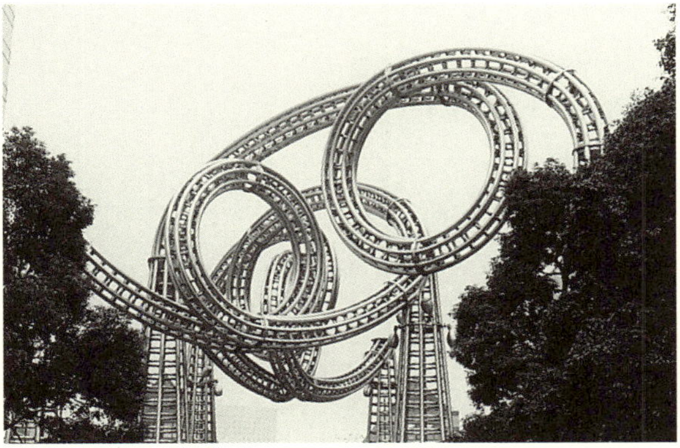

人のすることは、みんな美しい。人の生きていることは、それだけで美しい。

一つの太陽の光が七色にあらわれるように、人の、眉をひそめさせたり、ハラハラさせたりする振舞いも、みんなひとつのいのちのあらわれであり、遊び楽しんでいる姿なのだと思う。

（前田利勝『光と影の向こうに』）

１．ほんといって、今って最悪！、だよなあ。

「ワオーッ！、今が一番！」って、心底感じた、
そんな時ってあるだろうか？

誰だって一度や二度ならず、
そんな経験はあるだろう。
誰の人生にだって、
〈一番の時〉ってものが、ないはずはない。
しかし、まさに今、
こうして本書を手にした、まさに、今この時、
はたして、あなたは正真正銘、
掛け値なしに〈今〉この時を、
『今が一番！』といえるか？

誰がどう見たって〈一番の時〉を指して、
『今が一番！』というのは、当り前である。
しかし、いついかなる時であれ、
どのような〈今〉をも、
たとえそれが最悪！でしかなかったとしても、
その最悪の今を、あえて、
『今が一番！』と、あなたはいえるだろうか？

まずは、ゆっくり、たっぷりと時間をかけて、
その辺りを熟慮してみてほしい。
そもそも、『今が一番！』って、一体、
どんな意味なのか？

どうひいき目に見たって『今って最悪！』だったとして、
そんな〈今〉が、
なぜ、一番になる？
どうして、『最悪』が『一番』になるのか？

いたって単純素朴で、
簡単明瞭そのものの、この言葉の奥に、
一体、どんな可能性がある？

たとえば……、
あなたのこれまでの全人生を振り返ってみて欲しい。
ひどく苦しかったあの時、
みじめだった時、
怒りに燃え上がった時、
そんな、どうにも『最悪』でしかなかった様々な時、
そのどれをも、『今が一番！』と、
もしいうとしたら、……と。

『今が一番！』って、そもそも、
どんな可能性を秘めた言葉なのか？
ＸＸＸ？

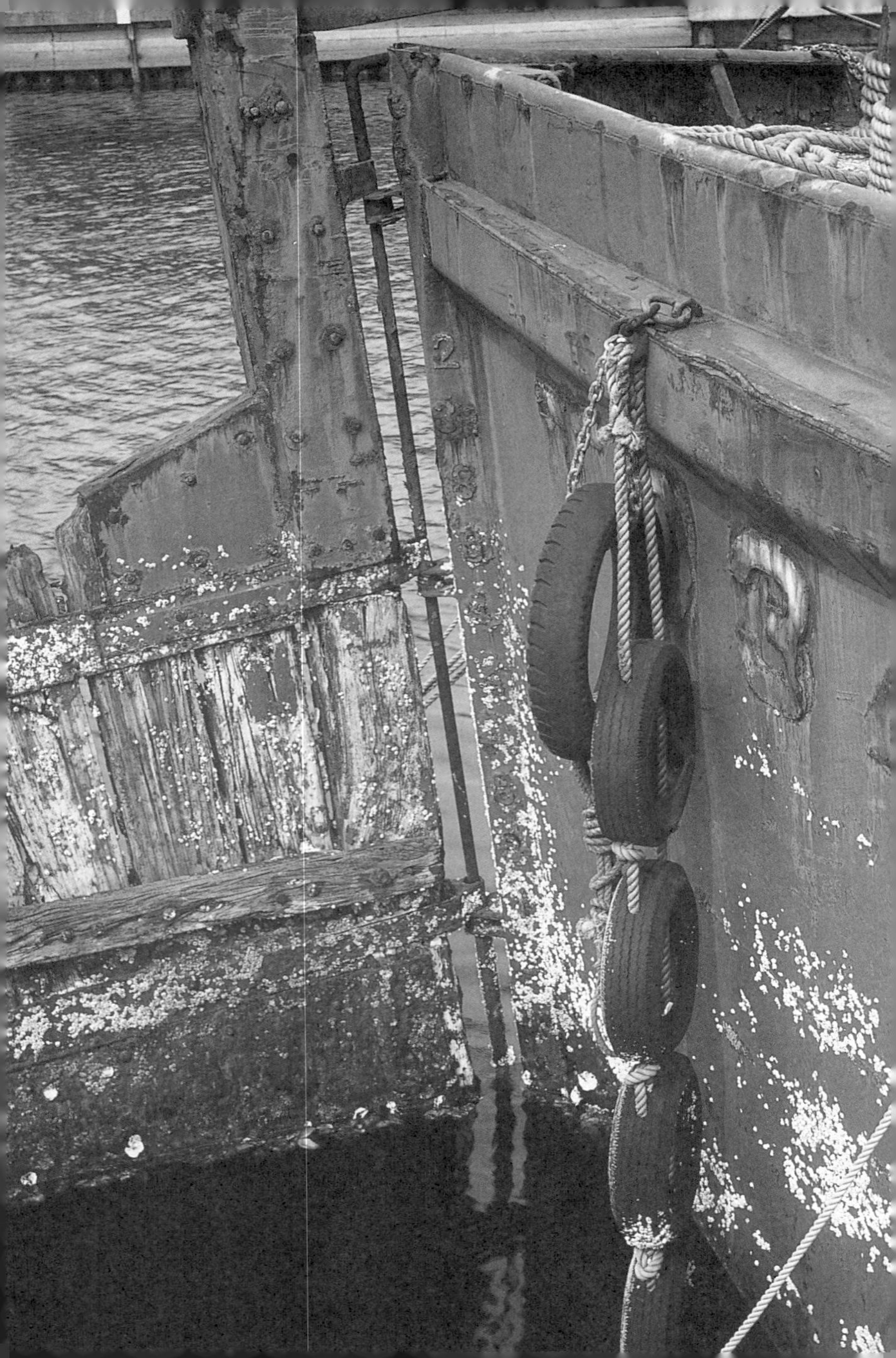

自分がどんなものに興味をもつのか、目的もなくカメラをさげて歩いてみるとよくわかる。

出来上がった写真には、たいがい人に笑われてしまうようなものばかりが写っている。

それはドラム缶であったり、電線であったり、工事現場の消し忘れの電灯であったり、たまに美しい西洋館なども写っていたりするが、あとは波間に浮かぶゴミ、路地裏の洗濯物、積みあげられた砂利、雑草、錆びたトタン屋根、沈みかけた舟、水溜り、ビールの空缶、捨てられたゴムぞうり、壁、朽ちかけた建物、といったようなものばかりである。

(『光と影の向こうに』)

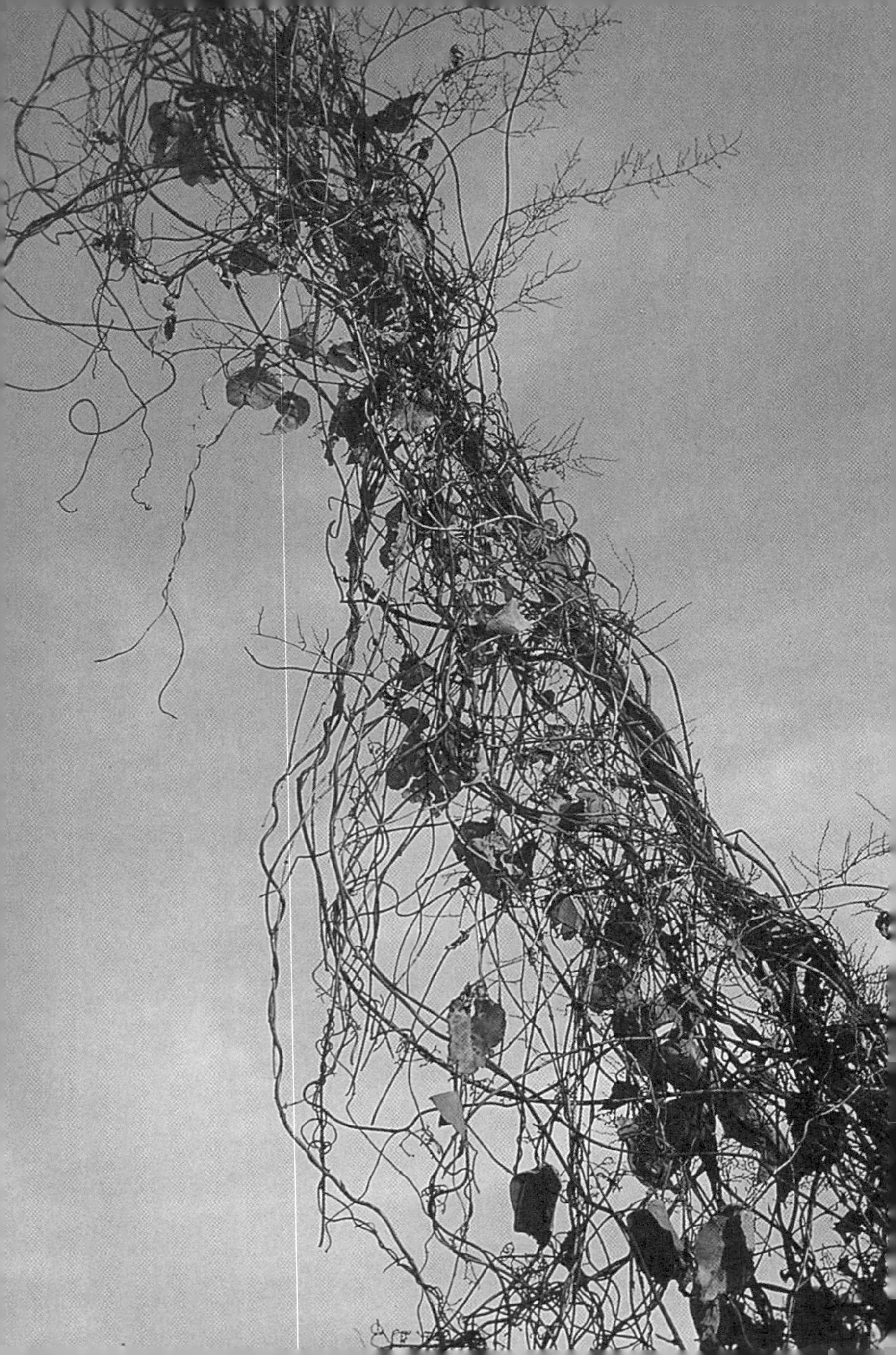

　ある日、家を訪ねてきた客が、部屋にドラム缶の写真ばかり飾ってあったのを見て、
「ドラム缶が好きなのねえ」
　といった。
　なんと評していいかわからない写真を見て、困惑した顔がおかしかった。
　別段、そういうものばかりを撮ろうと思って歩いているわけではないが、無心に歩いていると、自然に目がいってしまうのである。

（『光と影の向こうに』）

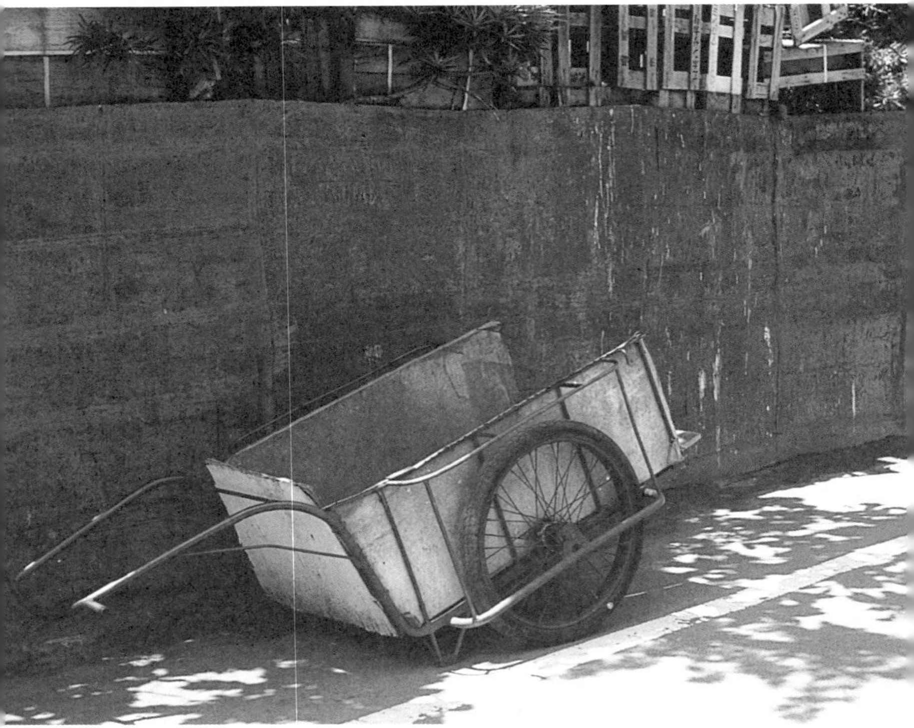

そんな写真を並べてみているうちに、我ながら、これはちょっと病気ではないかと思ったこともあったが、考えてみると、それらはみんな、人間のベタベタした意味づけから解放されたものばかりである。あるいは人間の目的からはずれてしまったものばかりであり、人工が自然に戻る途中のものである。

そういうものが、ほんとうに美しく、なつかしいのは、どこかで私自身、そうなることを願っているからなのかも知れない。

この世の中のあらゆる意味づけから解放されて、ただの人になりたい、もとの私に戻りたいと願っているからなのだろう。

（前田利勝『光と影の向こうに』）

さて……、肝腎の『今が一番！』である。

無論、『今が一番！』なんて、小さな子供でも知っていよう。
《今が、一番いい状態だよ》といった意味の表現である。
が、本書では、もっと積極的に意味づけたい、と思うのだ。

即ち、本書でいう『今が一番！』とは、
《本当はね、いつだって、〈今〉こそが、
自ずと、一番いい状態になっているんだよ。
だから、あまりじたばたしないでさ、
安心していればいいよ》、と。

したがって、これが、本書のメッセージの全てである。

のみならず、これは、
一治療家としての私のあり様をも表わす、いわば、
わが**ＣＭコピー**、でもある。
そして、さらには、私の人生観そのものでもあって、
わが**キャッチ・フレーズ**、といったっていいだろう。

つまり、一見、どうということもなく、
単純そのものとしか見えない言葉なのだが、
それでいて、その表面的単純さの裏に、深い奥行きを蔵し、
使い方次第では、どのようにでも深まるであろう言葉……。
『今が一番！』もまた、
そんな深みを秘めた言葉の一つ、かと思うのである。

だからこそ、この言葉一つが、
三十年に近い治療家歴の、あたかも“象徴”ともなり、
それどころか、六十年のわが人生そのものの、
“象徴”とすらなり得るのだろう。
かくてこそ、『今が一番！』は、
私からあなたへのメッセージ、というわけだ。

とはいえ、はなはだ残念至極なことに、
巷間、このフレーズは必ずしも、
好ましいニュアンスで使われはしない。

たとえば、若いカップルが、
「今が一番だネ！」といわれたとしよう。
と、それは普通、言葉通りには受け取られないはずだ。
なぜなら、発言の真意とは無関係に、この言葉には、
「でも、先行きは灰色なんだよネ」
とのマイナス・ニュアンスがただようからである。

そもそも、そう発言した方自体、
「本当はネ、いつだって、今が一番いい状態なんだ」なんて、
毛ほども考えちゃあいない、はずである。
『今が一番！』ってことは、実は、
「もはやどこをどう探そうと、もう『一番』なんてないんだヨ」
若いお前にゃまだまだわかるまいが、
人生経験豊富なオレには良くわかるんだ、と、
本音はその辺、……にあるのかもしれない。

現に、カップルが〈今〉最悪の状況にあるとわかっていたら、
たとえば、離婚直前とわかっていたら、
一体誰が、「今が一番だネ！」なんていえる？
「でもサ、本当はネ、今こそが一番いい状態なんだヨ！」
なんて、主張し続ける？
しかしながら、本書でいう『今が一番！』とは、
そんなヤワな、相対的『一番』では、ない。
上目遣いに相手を伺いつゝ使うような、そんな表現ではない。
最悪の〈今〉をすら、そっくりそのまゝ、最悪のまゝに、
あえて『今が一番！』といい切ってしまう、
そういう本物の『一番』、である。

とはいえ、私自身、
そういう“本物の”『一番』を知ったのは、
そんな遠い昔の話ではなかった。

『今が一番！』を初めて耳にしたのは、
ある患者さんの治療が終わった後の、茶飲み話の折だった。
年老いたお義母さんの口癖として、
何気なくこの言葉が話題になったのだが、
実の所、その時は、ほぼ聞き流した。
無印象のまゝに、ふんふん、そんな見方もありか、
その程度の印象でしかなかった。

ところが、いつしか、……そう、いつしか、
それが、大きく、重く、成長した。

それは無意識に、私のどこかしらに引っかかったらしく、
徐々に、その引っかかりが肥大化、いつしか、
この上もなくしたたか、かつエネルギッシュなものの見方だと、
認めざるを得なくなった、のであった。

ちなみに、こんなあなた自身を、想像してみて欲しい。

仮に今、神経痛のひどい痛みがあって居たたまれない、
慢性の内臓疾患のため、全身が重だるい、
神経症で、日々の暮らし自体がとてもつらい、
ウツで滅入り切って、すぐにも死んでしまいたい、
抗ガン剤の副作用で苦痛だ、などなど。

そんな時……、
あくまで、何ひとつ状況が変わることなく、
事態が好転するでもなく、そのまんまでありながら、
それでいて、そんな〈今〉が、ふと、
そのまんまでＯＫ、と見えてしまう……。
そんな風に、現実をいくらでも平気で歪め(？)、
自分に都合良く見せてくれちゃう〈魔法の眼鏡〉が、
もし、あったとしたら……と。

さながら、ドラえもん・のび太の世界だが、しかし、
苦痛のただ中にいれば誰だって思い描く、痛切素朴な夢だろう。
だが、あえて〈魔法〉のトリックを明かしてしまえば、
コトはひとえに、〈今〉をどう見るか、でしかないのである。

『最悪』でしかない〈今〉を、ごくごく当たり前に、
ただ『最悪』としか見なければ、何ひとつ、変わりはすまい。
が、『最悪』かもしれない〈今〉を、『最悪』のまんま、
丸ごと、あるがまゝ、『一番』と、ふと、見られたら、………。
たった、それっぽっちの違い！、
それはほんのささやかな違いでしかない、かもしれない。
けれど、このささやかさが、実は巨大だ。
そこからこそ、〈魔法〉だって生じる……。

とすれば、やはり、ここで改めて、
『今が一番！』なる言葉を、白紙で見つめ直し、
からだで実感し直してみる、そういう見直し作業が、
どうしたって必要じゃあないだろうか！

かくして、ここで、
実際に〈今〉あるがまゝを見ることを通して、
『今が一番！』を具体的に実感し得る一つの方法でもある、
わが「気楽体」という治療法を、ご紹介したい。
ぜひ、からだで、何がしかを体験願いたい、と思うのである。

からだでの実感によるならば、誰しもが、
必ずや、納得せざるを得ないであろう。
『今が一番！』という言葉こそが、
人を、気楽に、かつ幸せにできるドラえもん語なのだ、と。
一瞬にして、『最悪』を『一番！』に変えてしまう、
〈魔法の呪文（コンセプト）〉なんだ、と。

第2章　うーん、ほんとに、『今が一番！』だろうか？

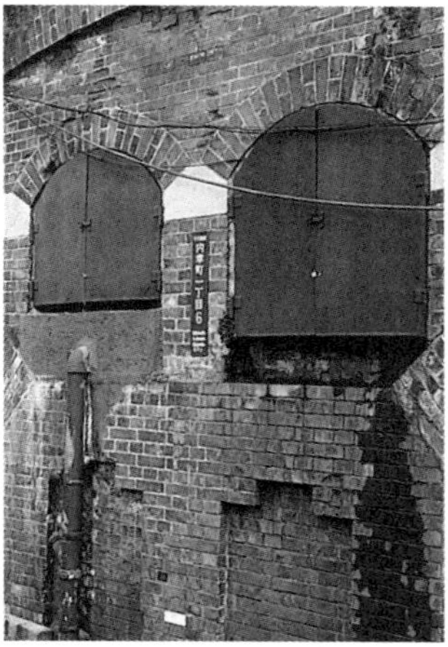

自分にとって一番大切な情報は、自分自身の中にインプットされている。そんな思いが、年毎に強く実感されてくる。

そして、それを知るために与えられた人生だと思う。

（前田利勝『光と影の向こうに』）

1．気楽体・何もしない治療・あれこれ

気楽体とは、一つの治療法である。
のみならず、
一つのライフ・スタイルをも示す、人の生き方でもある。
しかも、単に治療法として見るだけでも、この方法は、
従来の〈治療〉という概念を、
大きく超えている。

なぜなら、
治療と謳っていながら、気楽体では、
《治そうとしない》から、である。

自明のことだが、〈治す〉とは、
からだにのみ可能な、自然の営みである。
だから、医家も含め、人間に〈治す〉ことなどできない。
からだの営みを手助けできるだけ、である。

そこで、気楽体では、あえて、
〈治そう〉という人為の計らいを、捨ててしまう。
からだに一切をまかせ、したがって、〈何もせず〉、
ただただ、あるがままを見守ろうとする。

だから、無為自然の、いわば無手勝流、である。
〈治そうとしない治療法〉、
〈何もしない治療法〉、である。

いいかえれば、
人知を結集し、自然に打ち克とうと努力する、
人間中心のものの見方……を排し、
むしろ、ちっぽけな人知で、自然の働きを邪魔するまいと、
人間を超えた大いなるものの目で、
改めて人間を見つめ直す、
そういうものの見方、生き方、をいう。

したがって、気楽体にあって〈治療〉とは、
からだという自然の深淵を、
まじまじとのぞき込み続けるような営み、……となる。
然るが故にこそ、『今が一番！』の実感も可能となるわけである。

かくて、気楽体を実感することは、必須、である。

とはいえ、やはり、〈何もしない治療〉とあっては、
心理的にだって、相当の抵抗があって当然だろう。
無用の警戒だって掻き立てかねまい。
そこで、〈何もしない〉って一体何をすることか？、
〈何もしない〉と、一体、そこに何が起こるのか？……、
まずは、現場の治療例をいくつか紹介しながら、
全体を眺め渡してもらうのが賢明というもの、と思う。

前を見る、遠くを見る、全体を見る。これが安全運転の鉄則である。
人生も全く同じだと思う。
しかし未熟なときは、遠くが見えない。目の前のものだけが気になって、自ら危険に近づいていく。
（前田利勝『光と影の向こうに』）

《何もしない治療・その①》

☞A美さん：♀・29才(独身)；腰痛、座骨神経痛

自然科学系の大学院生である。時折の野外調査を除けば、朝から夜遅くまで、机にへばりついての研究生活が多い。

ほぼ一ヵ月前、夜、蒲団を敷こうとして、ギクッときた。

整形外科に通院すること一週間。連日、電気鍼を受療。

楽になってはきたが、最後の不快な“何か”が、どうしてもとれない。坐る時、及び前屈時に、引っかかりが残った。

そこで、さらに一週間、続けて受療したところ、逆に痛みが強まり、右足全体にしびれも出現、痛みも加わった。

以後、痛みは完全にぶり返し、常時痛く、特に前屈がつらい。痛みはなおも増強傾向という。

以下、A美さんの治療例は、気楽体治療の典型といってよく、第一例とした所以である。

まず、経緯からいうと、治療は連日、都合4回行なった。これにより、本人がＯＫと完全納得できる状態となった。

この間、なんと連夜14時間程度の“爆睡”が起こった。結果、強度の不眠症、及び希少月経、姿勢の歪みも判明。

そこで治療の比重を、腰中心から徐々に、からだの〈今〉をあるがまゝに見ることの修得、へと移行させた。

このため、さらに3回〈瞑想指導〉も追加、治療終了とした。

治療は、おおむね、次のような風であった。

仰臥位(ぎょうがい)(あおむけ)において、まずは、からだの歪み自己調整のため、力学療法である『楽体』を少々。しかる後、全身調整のために、足指回しを約十分施術した(詳細は第3章・治療の実際を参照されたいが、ここまでが、いわば治療の土台である)。

私は、A美さんの足元にあぐらを組んで坐ると、彼女の両足首の下に、両手を差し込んだ。
気楽体の定番である、足首を持つ型での治療である。
気分からいえば、治療というカタい感じはなく、むしろ私の両手のひらに、彼女が両足で乗っかり、仰向けのまゝ宙に浮かんでいる、それを面白がり楽しんでいる、そんな塩梅だ。
かくて、しばしのんびりと静かに、ともに瞑想を楽しむカップル、といった風情、これが〈何もしない治療〉の基本である。

そこは、なりゆきの世界！……である。
なりゆきに一切をゆだね、なりゆくがまゝに、なりゆくところへ、ただただなりゆいていけばいい。
そして、そのなりゆきを、なりゆくがまゝに、見つめ、観察する、……それが、治療となる。
かくも、何もしない世界！　オレが治すゾとばかりに力み返り、力一杯尽力することの対極に位置する、無手勝流の世界！

そこは、いいかえれば、信頼の世界でもあろうか。
自然という大いなるものへの、おまかせの世界である。

さらにいいかえれば、……一蓮托生の世界！

自と他とが、一つに連なり、その上で、共に、自分という自然を見つめ合い、自ずと自他の境界が消える。

自もなく他もない、自他の分別のない世界！

自然という、大いなるもの、ただひとつの世界！

私はといえば、時折、大きくうねるように踊ったりしながら、ゆったりと自分を楽しんでいる。

それだけでいい。それが、自ずと〈治療〉になる。

しからば、A美さんはどうか？

彼女は、一体、どう〈何もしない〉でいるのか？

治療を受ける側が唯一なすべき？ことは、あるがまゝを観察すること、それだけである。

したがって、最初から、彼女にはこうお願いしてある。

「からだを、内側から、ただただ観察する」

「その際、痛みや不快感を、見るまいとしたり、恐がったりせず、あくまで、あるがまゝに観察する」

「変な感じがしたり、痛みや不快感が強くなってくるような時は、すぐに知らせること」

「もし変化が起こるようなら、変化のまゝについていく」

要は、からだを、内側から、あるがまゝに観察。かつ、なりゆきにまかせ、ついていく。それだけでＯＫである。

つまり、ただ見ているだけ、〈何もしない〉でいいのだ。

しからば、そんな彼女に、何が起こったか？

ベッドに仰臥し、からだを内側から、ただただ見ていただけのＡ美さんが、一体、どう治療されたか？

「腰の両側に、丸い筒が、それぞれ一つずつある。竹の筒のようで、右の方がやや大きく、やや腰の上方に位置している」
「どうやら、それらが“痛みの素”のようだ」
「じっと見ていたら、円筒形が徐々に、小さくなってきた」
「円筒が、ゆっくり、細く短くなって……、」
「とうとう、サクランボ、になった」

見ているだけの、Ａ美さんの言葉である。

見ているだけで、〈今〉がそんな風に見えてき、なりゆくまゝに、彼女はそんな風に見続けた……ということだ。

確かに不思議な表現ではあるが、「でも、だからって、それがどうしたってのサ？」と、不審がる人だっていよう。

しかし、……である。

その一晩、実に14時間ほど、ぐっすり眠りほうけた翌日。

なんと！　例の“痛みの素”は、右は野球ボール、左は、小棒、になっちゃった、という。

なおかつ、昨日の痛みを10とすれば、今日は２か３。

それも、「２か３、残っている」。

この「残っている」という表現は、重要だ。残っているとは、暗黙のうちにも、消えることが前提の言葉であろう。

（なお、睡眠時間は、普通は５、６時間で十分なタイプ。全く眠れない日もあって、そんな時は、眠ろうとするとよけいパッチリとなって、最大3日間位の徹夜は平気だったそうだ。)

しかも……である。
さらに次の日は、それが、右⇨たまご、左⇨針金、に。
そしてさらに次の日は、右⇨百円玉、左⇨なし！

この間、治療中はそれぞれ、たとえば……、
右のたまごがちょっと下へずれてきた、ずれながら小さくなっていく、あっ、左の針金が、脊椎にすりよって、影に隠れて見えなくなった、たまごが今はうずらのたまごみたいになってるけど、それが少しづゝ下って、右の膝で止まった……などなど。
かく〈今〉ある痛みと、遊びたわむれた？のであった。

さらにこの間に一度、真夜中、ぶり返すような痛みが出現。それが、ただ観察しているだけで、弱まった、という。
この体験は、大きな自信となった。
ついでながら、瞑想体験も個性的で、喉にシャボン玉のツブが現れ、頭へ上っていく、などなど多彩で、「クセになりそう」なほど、音楽瞑想が気に入った。
もともと音楽への反応もまた激しく、たとえば悲しい曲には過緊張、数日間調子が狂うほどだった。が、今回は「危ない曲」？もあったのに、変調が残らないこともオモシロかった。

「総じて、のんびりしてきたかナ」……これが、〈何もしない〉で〈今〉を見つめたことの総括、だそうである。

《何もしない治療・その②》

☞Ｂ子さん・♀・46才（１人子持ち）；子宮筋腫

32才時、不正出血、筋腫と診断された（29才出産）。

以後、定期チェックもし、その都度手術を勧められるも、現代医学には疑問多く、どうしてもその気になれなかった。

お灸、ヨガ、気功などで精一杯に自己調整。だが、40才頃から、生理時がつらくなってきた。出血量も増加、貧血のため動きが大儀で、朝が苦手となる。以前は全く無痛だったのに、剝離する痛みもでてきた。

しかし、何とかこの線を堅持、閉経後の自然退縮を待ちたい。ただ、ここで、小休止していたパートを再開したいのだが、どうしても体力に自信が持てない。今の生理時の状態のままでは、仕事にはまず耐えられないだろう。

ちなみに、40才当時、何かあったか尋ねると、ご主人の金銭トラブルが発覚、強い不信不満、そして不安がでてきたという。

Ｂ子さんは住まいが遠隔地でもあり、また明らかに、筋腫との共存策を真摯に模索してもいたので、来院に無理がないことを第一義とした結果、治療回数は、約２ヵ月間に５回という、不定期なものとなった。

のみならず、治療自体、ただ〈今の観察〉だけでなく、その観察を基に、〈今〉をより増幅する治療、即ち、からだの言い分をさらに意識的に実現してみる治療、を試みた。

治療は、おおむね、次のようであった。

仰臥位（ぎょうがい）で足を持ち、子宮を観察してもらう。と即、全身をくねらせる、自律的な自動治療の動き（ラティハン）が出現。

なるほど、からだとのつきあいの程がうかがえる、しなやかな動きだった。しかし、コチンコチンの下腹の硬さもさりながら、仰臥することでより強調された、まるで妊娠８ヵ月といったフクラミ具合は、とにかくタマゲる他ないものだった。

そういう"他覚的"印象が、どうにも、主訴の少なさと折り合わないのだ。が、結局、〈女なるもの〉を深く畏怖しながら、治癒力の並々ならぬ高さを予測するしかなかった。

案の定、個々の治療そのもの、のみならず、経緯の上でも、変化の現れは迅速だった。

いち早く「腹がすっきり」が自覚され始め、またコチンコチンの他覚感の軟化も、予想を越えて早かった。

精神的変化の現れも早く、おそらくはそれが最大の潜在的課題であったか、夫婦関係にストレートに変化が表出。

たとえば、不満をぐっと飲み込み我慢してきた自分が初めて見えてき、そこで、意識して我慢を止めた、という。

結果、以前は考えもつかなかったそうだが、不機嫌さが平気で出せるようになり、微妙に夫婦関係の力学が変わり始める。

我慢して飲み込んできたものが筋腫化した、とすら思った。

☆第４回目の治療風景。………下腹の手当てからスタートした。

モゾモゾうごめき始めたので、「今どうしたいか？」聞くと、なんと、「もっと、強く押して！」

そこで安全を確認しつゝも、両手に体重をかけて、押し、パッと放し、ブルブル震わせる。それをくりかえした。

快適、という。

同じ要領で、〈今〉を感じてもらいながら、「今どうしたいのか？」をさらに聞き、そうやって本人の感覚にいちいち対応する形で、あるいは足をひっぱる、あるいは捻じる、エビ固めで決める、さらにはアームロックでギブ・アップさせる………、

……と、あたかも《60分１本勝負》は、終了した。

この《勝負》の間、なぜか、首右後筋に特異な不快点が出た。

それに対しても、あれこれプロレス技を仕掛けはしたのだが、もとより、それも何らかの必然性があってそこにあるわけで、取り除こう、という気などサラサラなかった。

ただ、妙にくっきり感じられたとかで、それが印象的だった。

ともかくそいつをダシに、二人して、いい汗かいたわけだ。

となれば、当然、リングサイドから一言あっておかしくない。

「ちょっと待てヨ！」　二人して仲良く取っ組み合って、散々遊びたわむれ、たっぷり楽しんでおいて、

「〈何もしない！〉ってか、そりゃあなかっぺ！」

が、が、が……である。

それはただ単に、〈何もしない〉の単純な曲解に過ぎない。

なぜなら、何もしない、とは、ただ単に、何もしないことをいうのではない。

何もしないとは、〈治そう〉と図って、頭で考えた余計な人為を、意識的には何もしない、という意味である。

そのかわり、人為的でないことは、どんどんやる。無意識に、からだにまかせ、からだがやりたいようにやること、なのだ。

即ち、じっと静かに手を当てたまゝ、いつまでもそのまゝでいたければ、そのまゝでいればいい。

全心身で動きたくなったら、その気のなりゆきにまかせ、自在に、うごめくにまかせる。

からだに置いた手が動きたい気がしたら、その気のまゝに、動きたいように動くのを、許す。

大切なことは、そのいずれをも、楽しむことだ。

それこそが、〈何もしない〉ことの実質である。

つまり、知識でつくりあげた理論によって〈何かをする〉医療行為は一切捨て、かわりに、**〈今〉をきちっと見つめ、〈今〉が求めているものを感じ取り、〈今〉必要なことを、必要なだけする……。それが、〈何もしない〉こと、である。**

いいかえれば、自ずからなる〈なりゆき〉の尊重、それこそが、〈何もしない〉ことの実質である。

それにしたって、いくらなんでも、どうして、プロレス遊びが〈治療〉になる？

そもそもからだとは、完全自動につくられた有機システムだ。

生存に関わる基本部分は、とりわけ念入りにつくられた、自動制御付き、完全自律システム、である。

呼吸、循環、消化吸収、などの基本生理は、常にちょうどいい塩梅にセルフ・コントロールされねばならず、それが可能なことが、生き物の生き物たる所以となる。

〈治す〉という働きもまた、生き物としての基本的自動生理作用の一つである。なぜなら、壊れた部分を自動修復できなければ、生存は不可能となるからだ。

つまり、**からだはいつだって、自動的、自律的に、自分自身を〈治して〉しまうものである**。

しかもこの時、本人の協力は不可欠だから、快不快の感覚でその意向を本人に知らせ、無条件に協力させる、……と、そんな風に、初めからつくられてあるわけだ。

したがって、「今どうしたいか？」に沿うことは、からだの意向に従い、〈治す〉という働きに従うことでもある。そもそも、そうした〈今〉に沿う営みこそが、本来、〈治療〉と呼ばれるに相応しい、然るべき〈治療〉行為、に違いあるまい。

ちなみに、“プロレスごっこ”とは私の漫画チック・イメージだが、Ｂ子さんの方は、体験の印象を、女性的繊細さとさわやかさとで、《幼児が親と遊んでいる姿》と表現している。

最後に、一つ、ＰＳ。

実は、６回目の治療予定日の前日、Ｂ子さんから予約キャンセルの電話が入った。

「今日から、パートに出ることになりましたので……」

その一言で、十分だった。その一言に、私は、彼女の〈今〉の心の全部を聞いた、と思った。

《何もしない治療・その③》

☞C太君・♂・20代・抑圧(?)

C太君に関する個人情報は、ほぼゼロ、である。

彼が、患者さんではなく、ワーク参加者だったからだ。

にもかかわらず、ここに取り上げるのは、無論、面白い実例だからだが、のみならず、むしろ逆に、個人情報のなさ故に余分な考慮がいらず、シンプルな形で〈治療〉の何たるかがうかがえるため、でもある。

しかも、治療スタイルとしては、《その②》で見たB子さん同様、文字通りの《６０分一本勝負型》、である。

つまり、ただ〈今を観察する〉だけでなく、その観察を基に、その〈今〉を「からだの言い分」として、より意識的に実現していく、治療といえようか。

あるいは、〈なりゆき〉という言葉を使えば、なりゆきをひたすら見守るにとどまらず、より積極的に、なりゆきに乗り、さらに増幅させていこうとする治療、それが、《60分一本勝負》タイプの治療である。

しかも、本例こそ、正真正銘、掛け値なし、真実、そのものズバリ、プロレス大試合であった。

そこで、いかに詳細不明とはいえ、まずはこの覆面レスラーについて知るところを、若干なりと紹介しておきたい。

彼、Ｃ太君は、20代後半のナイス・ガイである。

もっとも、何をナイスと見るかは人様々だから、も一つ明快にいいきってしまえば、《純朴農村青年》、か。

かつての中卒の金の卵が、大都会の汚れにもめげずケナゲに生き抜き、しっかと成長した。が、いまだに大都会としっくりいかず、何かしゃべろうとすると、ついどもってしまう。

そんなキャラクターを連想願えればいい。

さらには、何か手頃なボランティアなどにも全力投球しつつ、とにかく一生懸命、クソ真面目に、どこか田舎的ぶきっちょさで、ガンバリ抜いている……。と、以上はあくまで、勝手な空想を並べ立てたまでだが、とまれ、私自身が最も好感を抱くタイプの人間、とだけは間違いなくいえるようだ。

要するに、根っこの所では、のどかな田園調楽天家。にもかかわらず、そこはかとなくただよう、暗ーい感じ……。

誰が注視するでもないのに、いつも人目が気になる。そこで、つい緊張し、力んでしまう。一方でそんな風に、過剰な自意識によって自己規制しながらも、同時に、他方で規制そのものに反発し、結果、自己分裂している暗ーさ（？）……であろうか。

現に、からだに触れて、その〈力み〉を具体的に指摘してみると、彼は、ある種のショックを受けたようだった。

武道や気功もたしなむ以上、指摘は青天の霹靂だったようで、同時にまた、然るべき何かに、思い当たったようでもあった。

実は……、と、Ｃ太君はおもむろに、ある古い出来事を語り始めた。

実は、唐突な、暴力との遭遇があったのである。

世の中には様々な恐怖があろうが、幼い彼は“不条理”とでもいうほかない暴力に直面させられ、理不尽にも深く、その爪痕を刻印されてしまった……ようだった。

きっかけは、いかにも他愛ない、幼児のいたずらだった。

小さな女の子の頭から砂をかけた。……それだけのことだ。

が、問題は、その子の両親だった。

つまり、その両親というのが、尋常ならざる人間だった。

おそらくは覚醒剤か何かの中毒者だったろう、と今にして考えられる二人は、なんとこの「悪ガキ」を自宅に連れ込み、閉じ込め、「ふくろだたきにした」、というのである。

急を聞いて駆けつけた肉親が救い出したとき、C太君はほとんど虫の息だったらしい。

何とも痛ましく、胸えぐられるような不快な話だが、思うに、幼い心に刻みつけられた、絶望的“人間不信”の刻印は、おそらく安易な想像とか同情など微塵も許さない、壮絶なものであったことだろう。

こんな話を聞かされれば、誰だって、普通それだけでもう居たたまれまい。

言葉もなく、ただもうこの若者をしっかと抱擁してあげたいと願う、それが人情というものだ。

ワークは小人数でもあったので、早速、皆で彼を癒してやろうじゃないか、となりゆいた。

……と、と、と、ところが、それがいつしか、なぜか、プロレス大試合へとなりゆいていく……のである。

始めは、別に、どうということもなかった。

それぞれ思いつくまゝに、手を持ち足を持ち、頭に腹に手を置き……、と、仰臥した彼を、まるで集中治療室の重病人みたいにたくさんの手が取り囲み、私自身も、なぜか呼吸が気になるにまかせ、胸の真中に片手をあずけ、〈治療〉が始まった。

やがて、Ｃ太君がモゾモゾうごめき始める。

？と思って聞くと、喉が詰まってくる感じがあって胸苦しく、じっとしていられない、らしい。

「吐いちゃえば、楽になるんじゃない？」というと、吐きだせるようなものじゃない何かだ、という。

「それじゃ、押し出してやるか！」となって、胸を上方にこすりあげるようにしてやると、彼、「ウッ、声が出るウ！」

「おう、遠慮なくいくらでも出せや！」

が、ウー、ウーいう、低ーい、言葉にならないうめき声が、遠慮がちにもれ出るばかりなのだ。

しからば、少々強めに押圧してみようか、となった。

そこで、あくまで危険は避けるべく、率直に実感を伝えてもらうことにして、強圧することにした。

位置としては、みぞおち辺という要望であり、まずは片手で強く押してみた。

お陰でなおさら、暴力ジムのしごき風景じみてき、彼は腹筋をコチコチに固め、懸命に防禦していたのだが、すぐに、

「もっと、強く！」との声が上がった。

「おーし、覚悟しろ！、いくぜー！」

私は一気に、両手に、全体重をかける。

いわば、それが、試合開始のゴングだった。

「そんな声しか出ないか！　もっと大声を出せよ！」

満身で押しつけつゝ、私は挑発した。相変わらずウーウーいう低いうめきが、どこか嘘っぽく感じられたのだ。

「全力で跳ねかえせよ。吹っ飛ばしたってかまわないゼ。やりたいことをやりたいようにバンバンやってくれ！、何だ、それで精一杯かヨ？、そんなもんで全部かよォ！、………！」

次々と私は挑発し続けたが、そこまでだった。それ以上は、もはや、声が出てきはしなかった。

突如、彼が爆発したからだ。

怒り心頭に達した、という風だった。はや、ウーすらもなく、自ら爆発に押しつぶされた如くにムスッと押し黙り、遠慮も会釈もかなぐり捨て、彼は全身全霊で私を跳ねとばしにかかった。

無論、私だって負けちゃあいない。

かくて、ドスン、バタン、バコン、グチャン……、と二人は組んずほぐれつ、部屋のあっちからこっちへ、こっちからあっちへ、ある時は彼が上になり、私が盛り返し……と、まさしく火花散る、本格的格闘技の大決戦と相成ったわけだ。

しかしそれにしても、かく汗みどろの中、何と私は活き活きとし、その活き活きぶりをしっかりと味わったことだろう！

それは、20代の青年と対等に“闘えている”ウキウキするような肉体的充足感であり、のみならず、実はこうして〈今〉正しく一人の人間を抱きしめ得ている歓こび、でもあった。

そして、途中、絞りあげる如き叫びが部屋中に響きわたった。

「いやじゃあーっ！」

絶叫、だった。受難後初めて彼の最深部からほと走り出た、それは、まさに〈今〉ここでの、真実の叫びだった。

それだけに、たとえ叫びの意味は不明だったにせよ、それが一体何をもたらすかは、誰しもが即理解したようだった。

…………、“試合”終了後、私はしばしぐったりと、うつ伏せのまゝ伸びていた。首だけ起こすとすぐ目の前に、仰向けでハーハー波打っているからだがあり、そっと手を伸ばした。

「やったね、Cちゃん」そんなセンチメンタル・エールを送ったつもりになり、一人ジーンときて涙までもがにじみ出た。

数人が再び彼を取り囲み、黙って手を当て始め、彼もまたそれを受け入れて、誰もが満ち足り、やすらいでいる風だった。

時間にすれば、ほんのつかの間だったろう。が、たっぷりと豊かで、ゴージャスな〈治療〉だった、と私は思った。

「ひどい事件だったけど、人に話せるようにもなって……、とうに決着のついた問題と決めとったんだけどねえ」

心深く刻まれた傷が、そう簡単に癒されるはずもない。

なおも癒しは必要だろうが、「とにかく気持ち良かった」という彼の感想がまた、なかなかに香気あふれるものだった。

「いやじゃーって、方言でネ、自分で一番しっくりくる言葉なんです。なるほど、これが出したかったんだ。それをずーっと押さえ込んできとった。叫んだ直後、しみじみそう感じました」

だから、「たまってたウンコをたっぷりと出せた」、そんな充実した、気持ち良さだったんだと。

トホホのホ！

《何もしない治療・その④》

☞D代さん・50代・♀・股関節違和

かつて遠い昔、「お客様は神様です！」の迷せりふで一世を風靡した人気歌手がいて、当時、世間知らずの青二才としては、ただただ失笑しただけだった。

それが世間の荒波の中で、失笑した本人自身がいつか、ふむなるほど、ホンマお客様は神様じゃわい！、となってしまった。

お陰さまで、というわけだが、その上さらにお陰さまなことに、わが神様たちは、なんとも気長な面々が多い。

D代さんも、この十年間近く、月二回のペースを守ってご降臨下さった、“なじみ”の神様のお一人である。

ところで、古来、東洋では、《未病を治す》と称して、未だ病を為さざる徴候に対しどう布石を打てるか、そのウデの巧みさに、〈上医〉を求めてきた。

実際、定期的に治療していれば、からだの傾向も自ずと分かり、様々な〈徴候〉も、治療の都度解消するので、《未病を治す》には、定期的治療の継続がまずは“上策”である。

現に、経験則によれば、病気や苦痛時にだけ治療するか、あるいは一定間隔で定期的に治療し続けるか、どちらにしても、結局、年間治療回数としてはほぼトントン、となるようだ。

とすれば、大ざっぱにいって、最適治療頻度で受療可能なら、痛い思いをしないで済む分、定期治療がお買得、である。

無論、現実はそう単純ではない。が、一応ウチでは、急性症状がおさまると定期の受療をお勧めし、時間、費用など考慮の上、無理のない治療頻度を決めてもらっている。

週一回、隔週、月一回など、それぞれ〈定期〉の治療で、なんとか《未病》にも対応できる、との寸法だ。この定期受療システムが、いわばわが治療所の売り、である。

さて、肝腎のＤ代さん、である。

この人はどんな風かというと……、

自他ともに認める変人である私が、へへーっ！とばかりにひれ伏してしまう大変人、文脈からいえば、大変神、それが、Ｄ代さん、……と、少なくとも私は考えている。

ただし、一般に、変人とは、変てこりんな人と解されようが、わが辞書によれば、〈自分〉を生きている人を指し、最高度にマトモな人に対する尊称、でもある。

さらにいえば、変人とは、飽くなき好奇心の人である。そしてその飽くなきエネルギーは、瞳のキラキラに表出される。

しかもそのキラキラの対象たるや、一見何の役に立ちそうにもない、利害得失を超越した、いかにも変なモノが多い。

だから、変人は、いつも変なモノに目をつけ、見つめている。そのため、目ツキ、目クバリが独特で、結果、変人同士は、あたかも恋人同士みたいに互いに敏感に、パッと一見、それぞれのキラキラを見抜き合う。

そこであえて、適切に紹介しなおすとすれば、《60代のキラキラ・ヤング・ねーちゃん》、それがＤ代さん……か？

そして、彼女の特筆さるべき点は、60代ヤングと呼ぶにふさわしい、エレガント、かつシンプルな、センスである。

とはいえ、シンプル・センスについてクドクド説明したら、シンプルが泣こうから、ここは一番、多少はお年を召したヤング・ねーちゃんを、ごくシンプルにご想像願うとしよう。

以下若干ながら、シンプルといった材料を補足して、読者の想像力喚起の一助としたい。

D代さんは、“特別な人”だ、とも私は考えている。

特別とは、“師”といったニュアンスをも含んでおり、実際に彼女はあるヨガ教室の先生なのだ。それでいて、その素振りすら見せないお人柄なので、長いこと知らないできたのだが、年代的にいっても、戦後、からだに目を向け始めた第一世代に属する、いわゆる先達、である。

必然、人間として奥行きがあり、フトコロが深い。

しかも、東京は下町文化の中心地の一角に住まいし、江戸情緒の継承者たちに囲まれ、もまれつゝ、習い事の数々や、いわゆる嫁・姑問題なんかをも、流れる如き身のこなしでクリアーしてきたから、そこはかとなく、イキである。

必然、人間としての、色合いも豊かだ。

そもそもヨガを知ったきっかけも、10代に始まる数度のオナカの大手術にあって、いわば降り掛かった災厄を、しっかと身に受け、活かしたわけだ。それも、時代にはるか先がけ、災厄を逆手にとったわけで、そのしなやかなしたたかさは、やはり、エライ、というしかない。

必然、人間としての、陰影に富む。

だからやっぱり、彼の女性は、特別な人、である。

“恋人”のような、とでも形容すれば、二人して大笑いできそうだが、実際、彼女が来る日は朝からイソイソし、治療中もあゝだこうだとダベリあって、ひどく楽しいのだ。

多分、自分自身に向き合っているような、しかも、「スープが冷めない」ほど良い距離を保った関係？であろうか。

こんな“友情”があろうとは、若い頃には夢想だにできなかったことで、さすが大変神様々、である。

そんなわけで、彼女の治療は、言葉による治療？に傾き勝ちな上に、もともと、平均的定石型の展開で、文章化してみても、いわゆる面白さには欠けるタイプであった。

が、最近、ちょっと変わった局面があった。

その始終が、期せずして、〈今〉に対する当意即妙な対応の好例といえなくはなく、あえて紹介を、と思い立ったわけだ。

さてさて、かく様々な意味合いから、彼女の〈原点〉はオナカにある、といっていいだろう。

否応もなくオナカと真正面から向き合い、対応を迫られ、日々オナカとともに生き、生かされてきたわけだが、この時の主訴は、オナカならぬ、右脚の違和であった。

たまたま日本舞踊の舞台に立つ機会があって、中腰ポーズをとる必要があり、その姿勢だと、右脚が膝からすねへかけて痛んで、肝腎の静止保持ができない、との訴えであった。

（ただし私のヨミでは、この違和とても、あくまでオナカの状況と相関すると診たが……。）

日常的にも、これまで数度同種の痛みはあって、そういう時は、右足首をゆっくり無作為に動かすそうだ。すると、偶然、パッチン！と何かがハマり、ＯＫとなっていた、という。

それが今回ばかりは、どう工夫してみてもまるでハマらない、のだった。

従来から、右脚は股関節に軽い違和感があり、手当てポイントの一つだったので、まずは、この右股関節から、膝、すねへかけて、「他力ラティハン」を試みてみた。

他力ラティハンとは、私用語の一つである。

そもそもラティハンとは、無意識の自動治療運動をいい、瞑想時など、出る人には出てくる（Ｂ子さんの治療例参照）のだが、それを真似て、ラティハン様の動きを利用した治療を、他力によるラティハンと、私は呼んできた。

（別な表現で他力ラティハンを説明すれば、全く力によらずに、しかも勝手気まゝな動きにまかせた、《完全脱力・気まゝ・マッサージ》とでもいうべき治療技術。詳細は第３章を参照。）

もとより、その〈技術〉とて、気楽体の〈何もしない〉精神に反するものではない。

手を当ててじっとしている状態から、自ずと動きたくなり、その動きたさのまゝに、うごめいていくだけのことだから、静と動の違いはあれ、無作為のあり様に何ら変わりはなく、本質はひとつ、である。

経験的にいえることだが、たとえば五十肩、肘、膝、足首など、手足の異常には、なぜか、この動的治療が卓効する。

しかし、この時の治療では、他力ラティハンも無効だった。

そこで、ふと、「パッチン！」がヒラメいた。

どう動かせば正解なのか、全く予想もできなかったが、考えてみれば、パッチン！とハメて、コトを丸く収めてしまう、何らかの動きが必ずやあるはず、ではないか。

そこで、苦肉の策、「今、どうされたい？」と聞いてみた。

成算があったわけでもないが、少なくともＤ代さんのからだだけは、その答えを知っているはずだろう。

しかも、彼女はこれまで十二分に謙虚に、からだと直面し対話もしてきている。

「右脚を、指先の方へ、強く引っ張られたい」

そこで、まずは、不快感があればいうように念を押した後、私はゆっくり、じわじわと、力を強めながら、両手で彼女の右足首を引っ張り始めた。

そうやって目一杯引っ張り、パッとゆるめ、しばし休憩。さらに再度、引っ張る、ゆるめる、と、３、４回くり返すと、

「とても気持ちがいい」

そこでさらに、強く引っ張ったまゝ指先から内転させ、その上、右脚全体を股関節から横に開いていく、と、その都度本人に確認しながら「そうされたい」動きを追加していき、引っ張っては、パッとゆるめ……と、何度か繰り返した。

……と、と、と、何と！

この10年間のお付き合いで初めて私が目にし、本人自らもまた驚いたことに、何と、突如、全身がゆったりしなやかエレガントに、自動運動(ラティハン)し始めたのである。

２週間後の評価は、「ずいぶん楽になった」。

が、まだ、「引っ張られたい」感覚が残。

そこで、今回は、引っ張りをより増幅させ、股関節を他力でさらに大きく動かしてみたらどうか、試してみることにした。

まずは、試行錯誤の形で、まっすぐ伸ばしたまゝの脚を、足首で持ち上げ、様々に動かしてみる、あるいは、股関節を直角に曲げ、私が膝と足首を保持して、そのまま動かしてみるなどなど、快適さを基準に、いろいろ動かしてみた。

この際、無論、安全のためにも、第一に本人の十全な脱力、私自身もまた、充分な脱力、そして細心さ、を心がけた。

……と、と、と、再び、何とっと！

股関節を曲げ、膝と足首を私が保持しながら、微妙に角度調節しつゝ、股関節をゆったり外転させていた、何度目かの時、ある角度で、ほぼ真横に股関節が開ききった刹那、だった。

パッチン！、が起こったのだ。

「あっ、はまったみたいヨ」

ヤング・ねーちゃんがクールかつエレガントにいった。

「やったぜ！、いぇーい！」正直私だってヤング気分で叫びたかった。が、グッと押さえ、カッコ良く、微笑んでみせた。

面白いことに、２週間後、「引っ張られたい感覚」は完全消失、治療もまた旧に復し、再びダベリングアワーとなった。

本稿執筆時点で、大変神はキラキラとインドを歩いている。

かの光り輝く国で、どんな変てこに目をつけ、どんな変てこを持ち帰ってくるか、楽しみなことではある。

2．気楽体治療・いろはのいからちまで

実際の臨床例をいくつか眺めてきたわけだが、これにより、
〈何もしない治療〉のイメージが、各位それぞれに、
形作られた……かもしれない。
でも、当然ながら、体験はあくまで、その人個人のものである。
一人として同じ顔やからだがないと同様、
あなたにはあなたの気楽体がある、と、まずはいっておこう。

そこで、やはり、ぜひにも、体験を！、
となるわけだが、実際に体験願う前に、
実践を助けるべく、とりあえずは、
〈何もしない治療〉の考え方のあれこれを、
つまり、〈何もしない治療〉って一体何をすることなのか？
可能な限りあっちからこっちから、突っついておきたい。
いわば気楽体〈精神〉の、多角的立体的表現、である。

それは他ならず、的確かつ気楽な実践を願うが故に、
まずは形をいう前に精神から！、の心積もりである。
いいかえれば、どうせ、仏をつくるのなら、
まずは肝腎の魂の方から……、という老婆心の現れ、
とでもご理解願えればありがたい。

そんな川原で私だけが、葦のように風になびくこともできず、かといって、堂々と胸を張って風に立ち向かうこともなく、この風が止んだあとの、束の間のぬくもりだけを考えながら、耳を鳴らしていく風に背中を丸めて堪えていた。

あの姿は、そのまま今日までの私の生き方のようでもあった。

束の間の喜びや、安心を、さまざまな人生の風がすぐ吹き消していった。ちょっと何かが解かったと思うと次の瞬間、たちまち迷いのまっただなかにいた。

（『光と影の向こうに』）

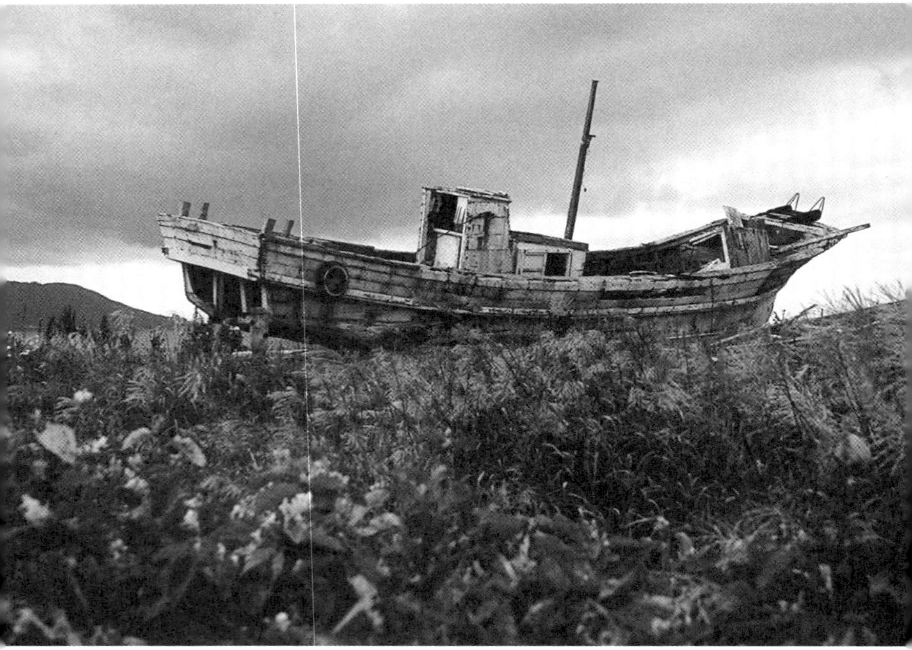

そんな不安な人生を、それでもあきらめ切れずに生きてきた。

そんな人生の中で、いつの間にか思うようになったのは、人生にはあらゆる悩みに対する答えがはじめから備わっているらしい、ということである。

ふるさとをひきづりながらふるさとを探してあるくように、人は答えを抱きながら、迷ったり、悩んだりしているのではないかということである。

（『光と影の向こうに』）

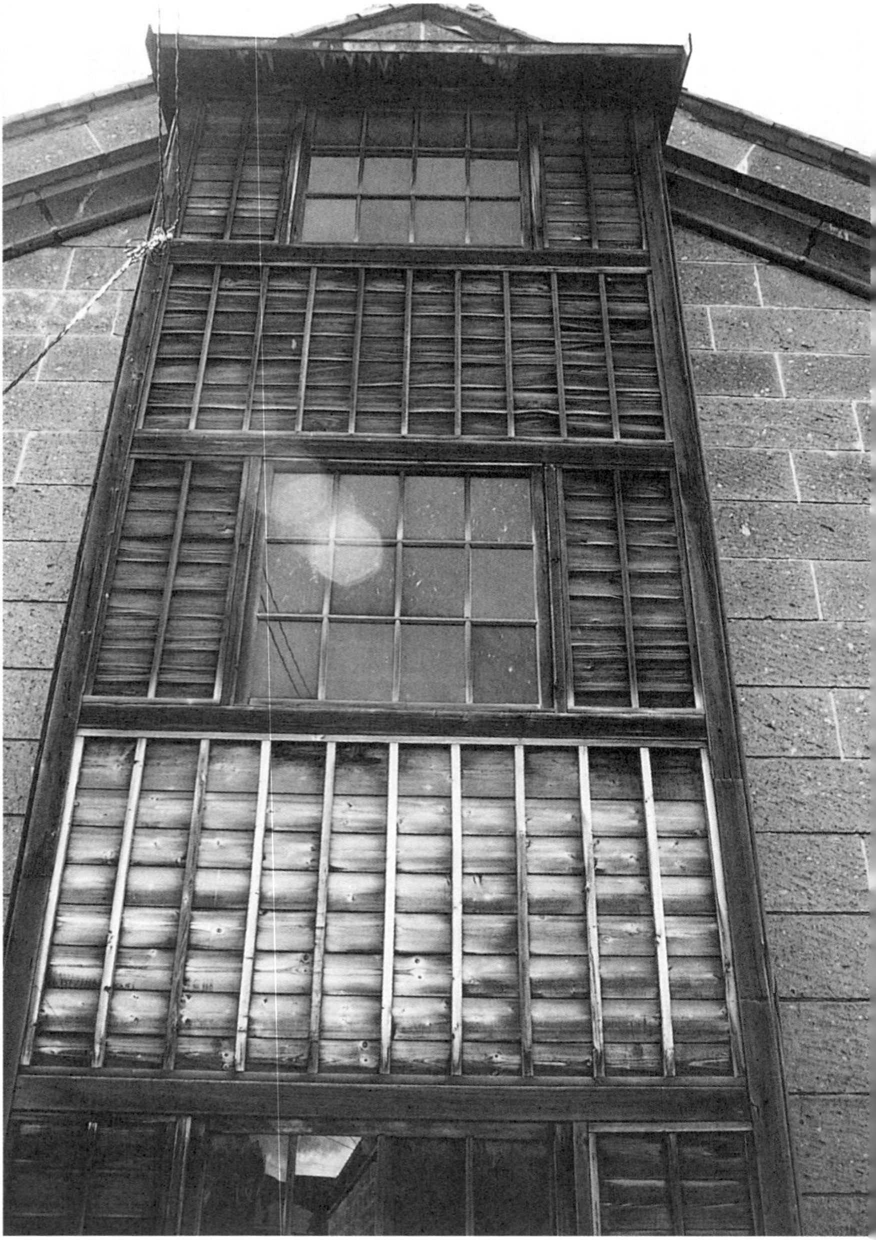

だからどうしたということではないのだが、ただ、かなり最悪の状態に陥ったときにでも、人生に対して絶望だけはしないですむ、そのぐらいの効き目はある考え方だと思っている。

背中を丸めてみすぼらしくつっ立っている、そんな自分にも失望しないですむということである。

（前田利勝『光と影の向こうに』）

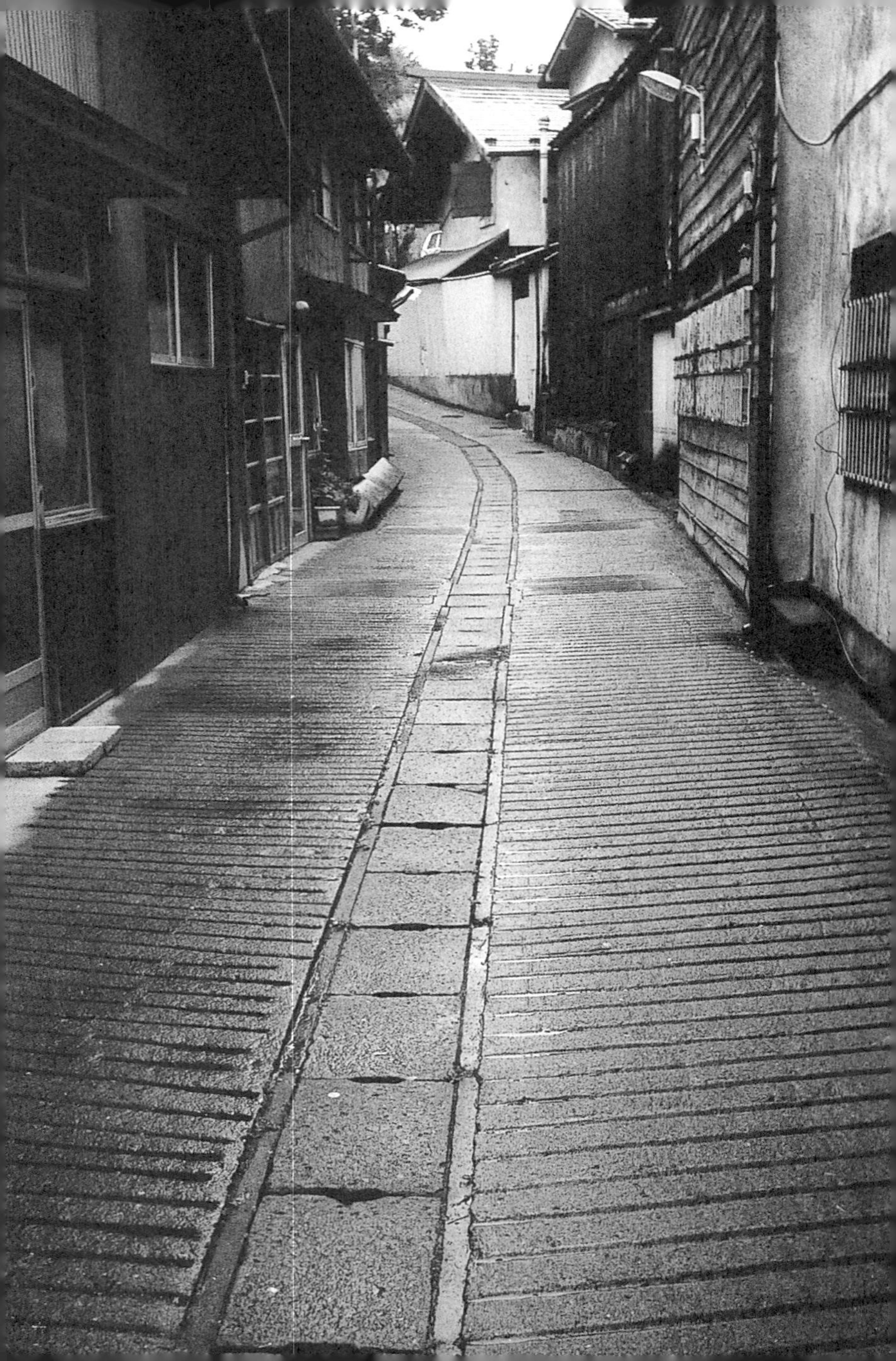

◎何もしない治療って何するの？・そのい◎

気楽体とは、自分自身との出会い、である。
かつまた、自分を超えた、
大いなるものとの出会い、でもある。

あたかも、インドの人々が、
聖なる流れ・ガンジスに沐浴（もくよく）し、
大いなるものに一切をゆだねようとする時、
まずは、それぞれが、それぞれに、
自分自身であろうとする……だろうように。
ある生命が、ひたすらそれ自身であろうとする時、
そこに自ずと聖なる流れが起こり、
小さな生命は、その小さゝのまゝで、
大いなるものの内に、ひとつに溶け合う。

気楽体における〈治療〉とは、
かく、悠久なるものとして、自分を見つめ続けるような、
厳かなる、静寂の時、に他ならない。
まずはそのことを、心に刻みつけていただこう！

〈何もしない〉とは、したがって、何よりも、
かかる、人間としての厳粛な、基本的あり様、をいう。
〈治そうとしない治療〉、〈治療をしない治療〉とは、
かく大いなるものと溶け合う、荘厳な、基本姿勢、をいう。

◎何もしない治療って何するの？・そのろ◎

人と人が、静かに、互いに自分を見つめながら共にある時、
ただそれだけのことで、そこに自ずと、
自から他へ、他から自へ、そして宇宙へと、
エネルギー（気）の流れが生ずる。
なぜか？　なぜなら、ものごとはそうなっているから。
これが、気楽体を支える大根幹のものの見方、である。
したがってここから、以下の諸々がいえることになる。

☞だから、治そうとしないでいい、ことになる。
本来、からだは勝手に治るもの、である。
だから、なりゆきまかせに、ただ見守っていればいい。
治るものは治り、治らぬものは治らない。それでいいのだ！

☞だから、遊び心が、肝要になる。
ただ共にあれば、勝手に、エネルギーは流れる。
……とすれば、その世界をどう遊ぶか、こそが肝腎になる。
子供のようにのびのび楽しむほど、エネルギーは流れる。
深刻になる必要など、どこにもない。
治らないものを治そうとガンバる努力など、いらない。

☞だから、〈楽〉がキーワードになる。
痛みや不快、苦しみだって、自然なエネルギーだとすれば、
今ある痛みも苦しみも、そのまゝあるがまゝに、

何とか楽しめないか？と考えてみる……、
それが、健全な精神、ではないか？
その上で、さらに健全な精神なら、多分、
どうしたら、もっと楽になる？、と自問しはしないか？
痛い、苦しいとは、“無理”を意味し、〈楽〉は“理”である。
だから、〈楽〉は、気〈楽〉体のキーワードでもある。

☞だから、受け身の注意力でいい、ということだ。
共にあれば、自ずとエネルギーが交流する、とすれば、
何もせずとも、受け身で見守っていればＯＫ、といえよう。
したがって、能動的・一点集中の努力など不要で、
むしろまんべんなく拡散させた、受動的注意力により、
多角的・受動的に変化をキャッチできればＯＫ、である。
その方が消耗も少なく、はるかに〈楽〉である。
楽なればこそ、視野も広がり、より全体も見渡せよう。

◎何もしない治療って何するの？・そのは◎

人と人の共存がエネルギーの流れを導く、とは、
人と人の共存が、そこを、特異なエネルギー〈場〉と化す、
といいかえてもいいだろう。
つまり、〈場〉のエネルギーのお陰で、
ひとりでは不可能だったアレやコレやが、
自然可能になったりもする、のである。

そしてまた、〈場〉とは、
二つ(多)が一つに溶け合っている状況のことだから、
したがって、気楽体の治療もまた、
どちらか片方(たとえば治療者側)だけのエネルギーに、
一方的に負うものではあり得ない。

そもそも、一人と二人では、できることの質が異なる。
一人でしかできないことも確かにある、が、
二人でできることは、一人でできることを超えている。
つまり、〈場〉は、個を超えている。
だからこそ、治療は、気張る必要がないのだ。
〈あなたが〉じゃなく、〈場が〉治すから、である。
要するに、何もしない治療においては、
治療もまた二人の“合作”、である。

◎何もしない治療って何するの？・そのに◎

もう一つ、重要かつ特異なものの見方、を指摘したい。
常にからだが正解！、という発想である。

もとより、からだに対するは人智、である。
したがって、そのいわんとするところは、
一体、からだと人間の考えと、どっちが正しいの？、
もちろん、正解はいつだってからだの方サ！、である。

ただし、この発想は、決して、
人智の不完全さをあげつらうものじゃあない。
確かに、今や、人間の知識、営みの一面性は、
あらゆる領域でその欠陥を露呈してはいる。
しかも時代もまた、すでにその事実を肝に銘じてもいる。

であれば、なおさら、今必要なのは、
非難ではなくて、提言、であろう。
行き詰まって先が見えない今だからこそ、
からだへ目を向けようヨ、からだの語りを傾聴しようヨ！、
《からだが常に正解》とは、そういう提言である。

するとやがて、次のような諸々が、見えてくるかもしれない。

☞だから、からだへの外からのコントロールは不要！
からだの内的・自律的コントロールこそが正解であり、
人智による外的コントロールは、本来、アブナイ。
外から操作できるという考え自体、傲慢なのだろう。
肝要なのは、からだの自律的働きをどう活かすかであり、
邪魔しないこと、それが賢明というものだ。

☞だから、からだに起こることにはすべて、意味がある！
痛み、不快、病気などは、一見マイナスでしかないが、
からだに起こることはすべて、起こるべくして起こっており、
正当な、からだの言い分、である。
からだは決して無意味なことはしないものだ。

人がそれを正当に理解しようと否と、
そこには必ず、何らかの意味がある。

☞だから、わからないことはわからないまゝでいい！
なぜそれが起こったか？、必ずしも今、
その意味がわからねばならない理由とてない。
わからないことは、わからないまゝでいい。
ただ、わからないとわかっていること、それが大切だ。
その上で、そのわからなさをじっくり観察することだろう。
なにしろ、正解はいつだってそこにあるのだし、本当は、
からだだって、その意味を理解してほしいのだ。

◎何もしない治療って何するの？・そのほ◎

《常にからだが正解》ならば、こうもいえることになろう。

治療にあたって、本当に必要なのは、
〈頭〉じゃあなくて、〈目〉なんだ、と。
〈考えること〉じゃあなくて、〈見ること〉なんだ、と。
あるいは、〈知識〉じゃあなくて、〈智恵〉なんだ、と。

無論、知識はいくらあったっていい。
が、肝腎なことは、
目前の現実を、知識によってではなく、

むしろ何も考えず、ただあるがまゝを見つめることで、
自ずとそこに必要な何かを見出すこと……。
それこそが、智恵という名に値する、のではないか？

しかも、かかる智恵の〈目〉は、
常に、今ここを、正解と見るわけだから、
たとえば、目の前にいる、どんなからだもが、
いわば〈師〉とならないわけにいくまい。
つまり、知識がではなく、からだが〈師〉となる。

知識がすべてと思い込めば、知識を超えることはできない。
が、頭でではなく、目で、〈今ここ〉を見つめる限り、
知識を超えた何かがつかめる可能性は、自ずと開けよう。

◎何もしない治療って何するの？・その八◎

それで、要するにサ、何もしない治療とやらは、
何もしないで一体何をしてるってわけ？
と、ただ結論だけを短兵急に欲しがる人もいるだろう。
そういう“味を楽しまない”タイプには、やはり、
今、ここ、にいて、今、ここ、を、見ているのサ、
と、微笑みつゝ、答えるしかない。

しかし、つらつら思うに、

今ここにいて、今ここを見ているとは、実は、
自分が生きているという事実を見ている、の意味ではないか？
となれば……、何もしない治療ってのは、要するにサ、
今生きてる自分のことをじっと見つめているんだヨ、
と、さらに、微笑むしかない、かもしれない。

◎何もしない治療って何するの？・そのと◎

この辺で打ち止めとすべきようだ。
そこでニッコリ微笑んだなりに、総括しておこう。

そもそも〈何もしない治療〉において、
〈何もしない〉の最大実質は、〈治そうとしない〉ことだ。
が、〈治療〉でありつゝ〈治そうとしない〉など、
どう考えても、所詮、自己矛盾である。

そこで、気楽体では、どう対処したか？

からだに触れたなりに、あえて何もせず、
からだを、見つめて、ただ在る。
……と、この時、からだでは、必要な一切が、
治癒の働きの一切が、自ずと、なされている……。
そこで、〈見る〉ことで、そういうからだの営みに気づき、
気づきつゝ、なお、さらにからだを〈見る〉、……と。

気楽体は、かく、ひたすら〈あるがまゝに見る〉ことをもって、
〈治療〉の新概念！とした、ということである。

つまり、気楽体は、からだを〈見る〉ことで、
〈からだ〉の実際の働きを理解しようとし……、
のみならず、からだを〈見る〉ことで、さらに、
からだの奥、その向こう側、あるいは、
からだを超える何かをまでも、理解しようとする……。

要するに、〈何もしない治療〉とは、
ただ治りさえすればＯＫといった、
自己完結的・閉鎖的営みではない、のである。
そういう狭義の〈治療〉であることを超えて、
あえて〈何もしないこと〉を〈治療〉とすることで、
〈治療〉の向こう側、〈治療〉を超えた、
〈治療〉以上の何かへと〈成長〉していく、
自己成長型・開放系コンセプト、なのである。

よりスマートに、よりシンプルにいえば、
こう、であろうか？

〈何もしない治療〉とは、
〈何もしない〉ことで、実は、
すべてをなしている〈治療〉なのだ、と。

気楽体は、実に、かかる狡猾な方法、なのである。

一方では確かに一〈治療〉法として、
〈治療〉をしてはいるのだが、
全く同時に、他方で、
〈治療〉なぞしているのではなく……、
〈治療〉そのものを超えようと、企てる……。

だって、人は、
治療するために生きているわけじゃあないだろう。
治療それ自体が、生きることそのもの、……ではないのか？

第3章　どう、ひとつ、試してみようよ！

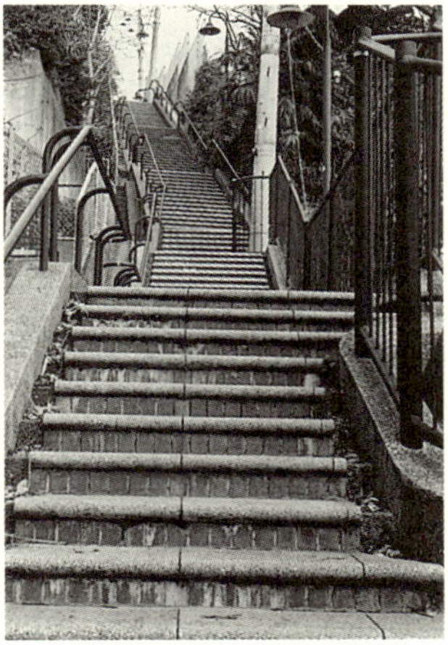

夏も冬も、まだうす暗い朝にも、町が寝静まった深夜にも、この屋上に立って町をながめた。見ている内に、自然に人々の幸福を祈りたくなった。

こうしていろいろな人がいま生きている。それこそが神秘というものだと思った。

（前田利勝『光と影の向こうに』）

１．気楽体治療・その実際

どんな方法であれ、根底には必ず、
その方法に固有のものの見方がある。
方法とは、ものの見方の具体化、に他なるまい。
したがって、ある方法を心から体験したいと願うなら、
根底のものの見方をまず理解するのが、一見識だろう。
ということで、とりあえず、様々な視点から、
〈何もしない治療〉の拠って立つ精神を見てきた。

そこで、次には、具体的に、実際の〈治療〉法を、
一つ一つ順を追いながら、お伝えすることにしよう。
あえて何度も繰り返すのだが、ひとえに、
〈何もしない治療〉を体験願いたいが故である。
その体験が他ならず、
『今が一番！』の理解につながるから、である。

以下、説明は、どうしても、
治療する側を中心に、展開していくこととなろう。
される側は、受け身で〈見ている〉だけでいいから、である。
しかし、両者共に、それぞれ特有な深い味わいがあるものだ。
順次交代し、両側を体験、賞味し、楽しんでもらいたい。

ことこの問題に関しては、いかにその道の達人の回答を聞いたところで、それは所詮他人のもの。自分の本当の解決にはならないのだという気持ちがある。

そして、生死という人間にとっての一大事の答えも、人生におけるさまざまな疑問に対する解決も、すべてがひとりひとりの人生の中に用意されている。いや、つぎからつぎへと生じる悩みや疑問は、その答えに気がつかせるためのものなのだとさえ思う。

だから各自が各自の人生の中で、その答えを自分のものにしていくものなんだ、そのために人生はあるのだから……と。

（前田利勝『光と影の向こうに』）

◎治療の全体像◎

〈何もしない治療〉とは、他面からすれば、
常に臨機応変な対応が問われる営み、である。
今必要なことをまさに今する……、
それが〈何もしない〉ことの要諦だから、である。
必然、治療の場においてはすべからく、
対応の“しなやかさ”が求められている。
即ち、たとえば、
〈坐る〉ことしかできない場所での治療だったら、
坐ったままですべてができる、と考えたらいい。
時間が10分しかなかったら、
10分あれば十分な治療が可能、と考えていい。
〈今〉このまま、与えられた条件ですべてＯＫ、
そう考えるのが、しなやかさというものである。

とはいいながら、まずは基本から！、が基本だし、定石だ。
そこで以下、まずは基本的な治療形式から、説明していこう。

仰臥、伏臥、坐位の順に見ていくが、大まかなところ、
Ａ．仰臥位(ぎょうがい)で30分、
Ｂ．伏臥位(ふくがい)で15分、
Ｃ．坐位で10分、
都合１時間弱の治療、
これが、基本となる、治療の全体構成である。

A．まずは仰臥位で30分

仰臥位（あおむけ）での30分は、前半15分、後半15分の、
各２行程から成る。（以下各々、A-1、A-2とする。）
姿勢は同じ仰臥位でも、その内容が異なるからだ。
（したがって気楽体の治療は、ほぼ15分単位で構成され、
15分×４行程、都合１時間弱の治療、ともいい得る。）

さらに、仰臥位での前半15分（A-1）は、
前５分と後10分に分けられる。（以下 A-1-1、A-1-2とする。）

初めの５分（A-1-1）は、その本質のみをいえば、
〈読み〉のための行程、といっていい。
治療する側が、感覚をフル動員し、経験にものいわせ、
相手を知覚し読みとる、そのための５分間である。

続く10分（A-1-2）は、鍼灸の世界でいう、
いわゆる〈本治法（ほんじほう）〉に相当する部分である。
本治法とは、対症療法に対する〈根本療法〉の意で、
経絡調整により、自然治癒力を高めんとする特異概念である。
ただ、〈何もしない治療〉たる本質からしても、あくまで、
結果的に〈本治法〉になってしまう、だけのことではある。
前５分とは異なる、いわば〈根本療法〉の10分間である。

以下、各々について、具体的に説明していきたい。

Ａ－１－１．最初の５分間（読む）

普通、人と人が初めて出会う時、
誰だって、まずは相手を知ろうとするはずである。
治療の場ではなおさらで、
治療者、被治療者ともに、知覚を全開し、互いに、
相手を感じとろう、読みとろう、とするものだ。
とりわけ、治療者にとって、
〈読み〉は大切である。
なぜなら、深い経験に裏打ちされた〈読み〉は、
科学的計測値的〈読み〉を軽く凌駕して、
最も確かな、他覚的所見の根拠だからである。

そして、その〈読み〉は、当然ながら、
いわゆる計測値的、客観的なものとは別種の、
直感的全体把握、である。

即ち、対象を思考によって分析し、
細分化し集めたデータを統合し、全体をつかむ、
といった知的、積極的〈読み〉方ではもとよりない。
むしろ、先入観や知識などの思考を捨て、
空っぽになって対象をただただ見つめることを通じ、
そこに自ずと見えてき、感じてしまう何か……をただ感じとる、
そんな、非科学的、原初的、受動的〈読み〉である。
我流にいえば、〈気楽体的読み〉……である。

さらに、あえていうなら、例によって、
〈何もしない、読み〉、
〈読もうとしない、読み〉、である。

(蛇足ながら、かかる自己相似型のくり返しは、
部分が全体の縮図である構造性を意味している。
それは、古来からの東洋的直感による自然理解なのだが、最近ではフラクタル構造と呼ばれて注目されている。気楽体の構造とて同様なのである。)

しからば具体的には、いかに〈何もしない〉でいるまゝに、
どう相手を〈読〉めばいいのか？

実は、最初、この５分間は、〈読む〉よりも、
むしろ〈触れる〉と総括すべきか？、とも考えた。
あるいは〈マッサージ〉とすべきか？……と。
いずれにせよ、あれこれ様々で、かつ同時に〈何もしない〉、
そんな、多層構造の５分間、だからである。

どう多層構造かというと、まず第①に、この５分間は、
誰の目にも一見〈マッサージ〉と映る、はずである。
この意味では、スムース、かつ抵抗なく、
治療へと導入してしまうテクニック、でもあるわけで、
不安など患者心理に対する、巧みな配慮、ともなっている。
第②に、それは〈触れあい〉でもある。
無論、マッサージがそもそも〈触れあい〉ではあろう。
肌と肌が触れあえば、心と心もまた触れあい、

それが結局、人と人が触れあうこと、に他なるまい。
〈触れあい〉とは、自ずからなるエネルギー交流、でもあろう。
交流する気などさらさらなくったって、
触れ合う限り、自ずと〈気〉は流れてしまうものだ。

その結果、いえようことは、
ただ静かに〈触れあって〉いれば、
相手の〈気〉もまた自然に感じとれるだろう、ことである。
人柄や性格など諸々もまた、あえて努力せずとも、
ふと〈読み〉とれてしまう……、かもしれない。
かくて、第③に、この５分間は〈読み〉だ、というわけである。
それも、読もうとしない読み、〈何もしない読み〉である。

要するに、〈読み〉が、そのまゝ同時に、
マッサージであり、触れあいでもあり……、
いいかえれば、〈読み〉という〈**診断**〉が即、
マッサージや触れあいという〈**治療**〉ともなり得ているわけで、
こういう合理的多層構造性こそ、
東洋特有の“しなやかさ”、かつ“したたかさ”である。

マッサージの具体的な手順としては、

足指のモミに始まって、☞足の甲、土踏まず、☞すね、
ふくらはぎ、☞膝裏、☞腕の付け根、☞上腕、☞前腕、
☞手の甲、手の平、☞季肋部（きろくぶ）、☞上・中・下腹部。
（☆鍼灸でいう〈要穴（ようけつ）〉を網羅している点に注目されたい！

☆とりわけ、手足の要穴、手の甲、足の甲の要穴は重要。
☆なかんずく、手の甲、足の甲は、反射的反応点として、
　不可解な痛みが出やすい部位なので、要丁寧な対応。）

以上を順次、モミ、ゆすり、**基本的には、流す**。
そうやって、5分間、流れるように流しつゝ、触れあい、
自ずと感じとれるがまゝを、素朴に〈読む〉のである。

〈読み〉**の具体的なチェックポイント**としては、

＊肌の感触はどんな感じか？（張り、ツヤはどうか？）
＊触れた時の温冷感はどうか？
＊筋肉の堅さ柔らかさはどうか？
＊関節は堅いか柔らかいか？（その動き具合はどうか？）
＊不自然な力みがないかどうか？
＊脱力ができなくはないか？
＊不自然な運動制限はないか？
＊不自然なコリはないか？
＊病的な兆候はないか？
などなどの印象を、統括的に〈読む〉のである。

ところで、あえて確認しておきたいのだが、
〈読む〉とは、無論、個人的、主観的な営み、に他ならない。
「自分はそう感じたよ！」という意味である。
〈客観的読み〉などというものは、実はどこにもない。
〈科学的読み〉も、ある領域内の、限定的な約束事に過ぎない。

つまり、〈読み〉とは、全人格的な営みなのだ。
〈読み〉は自ずと、人の全体を表わしてしまい、だから、
〈読み〉を見れば、逆にその人が〈読める〉ことにもなる。
したがって、はからずも読む人自身を露呈しているもの！、
かくもオモシロ、かつオソロシイもの！、が〈読み〉である。
だから〈読む側〉には、おもしろさを楽しむ気持ちと、
同時に、謙虚さとが不可欠となる。

そしてまた、こうもいえると思う。
自分の〈読み〉は正しい！、そう考えていい、と。
ただし、そう独断していいとするからには、
同時に、他人様の〈読み〉もまた正しい！と考えねばなるまい。

ということは、〈読み〉が正しいか否か？など、
実は、気にかける必要はない、ということだ。
〈読み〉の正否に神経を使うくらいだったら、
逆に〈読〉まれていると知る醒めた目こそが必須であり、
見る方にこそ、エネルギーを注ぐべきだろう。
〈読み〉に必要なのは、正しく見ること、ではなく、
あるがまゝを見ようと心掛けること、である。

さらに、あえていえば、
あるがまゝを正しく見ること、が大切なのではない。
あるがまゝに見ようと意識していること、
たとえできてもできなくても、そう努力していること、
それが大切なのである。

しかして、あるがまゝを見ようとし、その結果、
よりあるがまゝが見えてくればくるほど、
〈読み〉はあるがまゝに近づき、的確さを増すだろう。
そして〈読み〉が的確さを増せば増すほど、
治療の奥行きもまた、深まらずにはいない、はずである。

この時、的確な、とは、正しい、と同義ではない。
今真に必要な、というほどの意味である。
今真に必要な〈読み〉こそが、今まさに必要であり、
それが正しいか否かは、あえて問う必要はない。
たとえば、東洋医学には「問診（もんしん）」という〈読み〉がある。
鍼灸では、四診法（ししんほう）（望聞問切（ぼうぶんもんせつ））と称する〈読み〉群があり、
総括的に患者を〈読む〉のだが、中で問診とは、
本人から聞き出した主訴を基とする診断をいう。
この問診にあって、仮に
本人の言を真に受け、額面どおりに〈読む〉としたら、
それはとても、今真に必要な〈読み〉とはいえない。

人は必ずしも、ありのまゝを話しはしない。
症状でいえば、都合悪いことは平気で隠すし、
なるべく軽く見せたい心理だって働こう。
仮にありのまゝを話すつもりでいたとしても、
ありのまゝの表現こそ難しいものなのだ。
何事も大げさに話すタイプもいようし、
細かい症状などには無頓着な人もいる。
何らかの必要から、心ならずも嘘をつく場合だってあろう。

つまり、患者の訴えは、あくまでその時の、一訴えに過ぎない。
当然ながら、治療者たるもの、その弁とは全く別に、
自分自身のための的確な〈読み〉が必要である。
同じことは、治療効果の評価についてだっていえ、
本人の弁を丸まゝ鵜呑みになどすべきではない。
治療者にとって〈今真に必要なもの〉とは、
〈今〉あるがまゝを的確に見る〈目〉である。

いずれにせよ、〈読み〉の正否は、さして重要ではない。
したがって、仮にもし〈読み〉が正しくなかったとしても、
気に病む必要などない。
どう〈読め〉ばいいか、まるでわからなかったとしても、
これまた気に病むには及ばない。
誰にでも、間違いやわからないことはたくさんある。
ただ、間違ったら間違ったと、率直に認めねばなるまいし、
わからないことはわからないと、これまた認めるべきだろう。

つまり、〈読み〉についても、しなやかさ、が肝腎だ。
臨機応変に対応し、たとえば、見る位置を少し変えてみる、
あるいは全く違った目で見つめ直してみる、
固定観念を疑がってみる、などが必要だろう。
また、わからないことはわからないまゝに、
あえてそのまゝ留保しておくことも、
しなやかさの一種ではあるだろう。
“しなやか”とは、生きてある証しであり、
しかも、生きてあるものだけが、成長を続けられる。

以上を総括し、次のようにまとめておこう。
最初の５分間は、マッサージの形をとりつゝ触れあいながら、
肉体的情報を様々に〈読み〉とるための５分、である。

ただし、注意が必要である。当然のことながら、
情報収集は、決して収集それ自体が目的なわけではない。
情報を通して、相手のいわば“核心”を把握すること、
つまり、この人は一体、本心では何を求めているのか？
要するに、本音（ニーズ）の直感的把握！、
実はそれこそが、〈読み〉の“核心”であり、
また要でもあるだろう。

さらに、蛇足ながら、あえて付け加えれば、
この５分間だけが〈読み〉なのでは、もとよりない。
実際には、治療の全体が〈読み〉そのものである。
なぜなら、治療する側もされる側も、
本当のところ誰一人、〈正解〉を知らないからだ。
正解を知っているのは唯一、からだだけ、である。
したがって、治療それ自体が〈正解〉を探る、試行錯誤である。
つまり、治療そのものが本質的に〈読み〉、である。
この事実も、本来、心のどこかにあって然るべきだろう。

Ａ—１—２．続く10分間（本治法に相当）

最初の５分間が、
相手の本質を〈読む〉ための５分とすれば、
続く10分間は、
相手のからだの本源に向かって、
エネルギー注入するための10分、といってよい。
それが鍼灸の、いわゆる〈本治法〉に相当することは、
すでに簡単に触れた。

ただし、
エネルギー注入云々とはいえ、
〈何もしない治療〉である以上、
意識的積極的に注入するわけでは毛頭ない。
初めの５分間を〈読もうとしない読み〉としたように、
全く同様、〈注入しようとしない注入〉、である。

つまり、最初の前５分とこの後10分とは、一見、異なり、
別行程のように見えるかもしれないが、
実際には同質なので、トータルで仰臥位の15分、と見るのだ。
外見が違いこそすれ、根は同じ、なのである。
いってみれば、
この仰臥位・前半15分間は、
治療の“本番”たる仰臥位・後半15分間に対するに、
あたかも準備運動、と考えてもらっていいだろう。

したがって、A―1―1に記した説明は、全て、
そっくりそのまま、ここA―1―2のものでもある。

前5分、と後10分でどこが違うかといえば、
前5分では、一見〈マッサージ〉と見えたところが、
後10分では、足指を回している、と見えるところである。

つまり、前5分を〈マッサージ〉と表現すれば、
後10分は、〈足指回し〉と表現され、
前5分を〈読み〉とすれば、
後10分は〈本治法〉、というわけである。
（あえて繰り返すまでもなく、同時に、この後10分も
また、〈読み〉でもあり、〈触れあい〉でもある。）
とりあえずは、そういう全体像をまずは、把握されたい。

その上で、さらなる細部説明は不可欠だろうから、
必要な説明をし、その後、実践願うこととしよう。

まず最初に、〈本治法（ほんじほう）〉を説明せねばなるまい。

これは鍼灸の世界観を象徴する、代表的な専門用語だが、
最近のいわゆる“科学的鍼灸”では敬遠されており、
流派によって、具体的手法も一様ではない。
したがって、詳述は無意味なので、ここでは、
何故この専門手法が〈足指回し〉と結びついたのか、
わが治療の変遷とからめ、簡単に説明しておこうと思う。

〈本治法〉それ自体は、典型的な東洋的概念である。
患部へ直接的に〈対症療法〉する前に、まずは、
全体の調子そのものを上げちゃえ！、とのネライである。
どう考えたって、その方が治りは早いわけで、
東洋的合理性の代表的具現の一つでもある。
つまり、からだの局部しか見ない〈部分療法〉に対し、
全体の中での部分を見つめる〈全体療法〉であり、
患部のみで治そうとする〈対症療法〉に対し、
まずは〈自然治癒力〉を高めんとする〈根本療法〉、である。

だが、触れた通り、様々な〈本治法〉があるのが実情で、
中で、私が教えられたのは、最も難解な方法であった。
いわゆる脈診により、五臓六腑の現況を把握、
その上で経絡調整法により五臓六腑のバランスを調整、
もって自然治癒力を高めんとするものである。
古典に依拠した、血統書付きの、格調高き方法であった。

ただ、格調の高さに比例し、滅法、難度が高かった。
第一に、脈を診る脈診にしてからが、難解である。
全神経を超張りつめ、五臓六腑の脈状を指先にキャッチする。
かく、何とか脈を読みとり、〈証〉決定できたとしても、
今度は経絡調整のための取穴理論がまたややこしく、
その上、鍼の手技（撚鍼）たるや、熟練の他なかった。
そんなこんなで、治療が終わるや、グッタリ、が常だった。
だが技術習得のためには、それも不可欠な経緯であり、
ひたすら乗越えるしかない苦しみなのである。

でも、正直な所、この苦しみは「何かヘン？」、に思われた。
そこで、やむなく、「ヘンではない何か」を求め、
治療法の模索が始まることになる。
かくて、試行錯誤の紆余曲折の末、この「何かヘン？」が、
いつしか、〈足指回し〉へとつながっていく、わけである。

〈足指回し〉自体は、操体法の某講習会で教わった。
とはいえ、導引の一手技として、
足指を回す気持ち良さは、以前から知ってはいた。
ただ、他力で回されたのは、初体験であり、
しかも、その“複雑微妙な快感”は衝撃ですらあった。
ただ足指を回すだけの、技術とすらいえない技術、である。
あまりに簡単な〈技術〉に、虚を突かれた思いだった。

技術とは、何も、高難度な手技だけの謂いではない。
簡単なことをしなやかにこなす技もまた、技術であった。
しかも、多分、その簡単さが故にであろうか、
それは、〈技術〉の方へではなく、からだ感覚の方へと、
わが目を、向けてくれることとなった。
その上、快感の“複雑微妙さ”の内には、
新たな治療枠組みへの予感すらあった、かもしれない。
なぜなら、快感の“複雑さ”とは、
まさにその“微妙さ”そのもののことであり、
後になってわかったことだが、
さらに、その“微妙さ”の内には、
〈本治法〉とのつながりもまた同時に、あったのである。

経緯からいえば、私は、さして深く考えることもなく、
ただただ自分が気持ち良かったからという理由だけから、
〈足指回し〉をわが治療へと組み込んでしまったのである。
が、その“軽挙”は、実は、大きな意味を秘めていた。
確かに、それは表面的には、ほんの小さな変化でしかなかった。
が、その変化は、実は、治療そのものの変質、でもあった。
〈足指回し〉を組み込むことで、初めて、
わが治療は、〈鍼治療〉を脱皮した、といっていいだろう。

のみならず、それは、頭だけでよしとする理屈優先主義から、
からだが快とする実感重視主義への転換、
つまりは、頭からからだへの切り替え、でもあった。
ただ、当初は、せっせと〈足指回し〉しながらも、
今自分が何をしているのか、必ずしもわかってはいなかった。
いわば治療に〈指回し〉を上乗せしちゃったわけで、むしろ、
余計な苦を背負い込んだ？気分、が正直な実感であった。

だが、ある時、ふと、ある事実に、気づいたのである。
〈足指回し〉していると、ほぼ誰もが眠ってしまうのだ。
ん？　こりゃ、何んやねん！

無論それが〈複雑な快感〉の故であり、
気持ち良いから、とわかってはいた。……が、
「じゃあ、〈気持ち良い〉って一体何？」
思えば、そんなこと、まともに考えたことすらなかった。
ヒラメクものがあった。

そこで、〈足指回し〉の後に、試しに、脈診してみた。
と、どうだ！
脈は、太く、しっかりと安定し、なおかつ、自ずと、
五臓六腑の各脈のバランスもまた、取れていたのである。
即ち、〈本治法(ほんじほう)〉がそこに、勝手に、起こっていたわけだ。
「目から鱗」とは、これだった。
なるほど、世界はまさしく合理的、であった。

即ち、気持ち良いとは、決して抽象的な表現ではなく、
すこぶる現実的、具体的、実際的な言葉であった。
即ち、気持ち良いとは、
実は、五臓六腑の脈がそろうこと、
自然治癒力が最大限に働きうる状態にあること、
したがって、最も良く癒される状態にあること、
だからこそ、〈足指回し〉の“複雑な快感”を受けて、
ほとんど誰しもが眠ってしまったのであった。

かくして、私は、一人悦に入りつゝ、天下に向かい、
無論、非公式？にではあれ、大宣言した。
〈足指回し〉イコール〈本治法〉なーり、と。

こんな風に、流れのまゝにただただ流されただけとはいえ、
「何かヘン？」がいつしか〈足指回し〉につながり、
さらに〈足指回し〉が〈本治法〉へと、勝手に、つながった。
しかも、低技術でＯＫの、〈本治法でない本治法〉である。
「怪我の功名」、という他ない。

ところで、〈気〉という発想からすると、
この〈足指回し〉（本治法）はどう考えられるか？

無論、これは私見にしか過ぎないのだが……、
〈足指回し〉とは、**（施術者の意識には関係なく）、**
一つ一つの細胞個々への、自ずからなる、
気（生命エネルギー）の注入となる。
したがって、それは同時に、
その細胞の本来的能力の最大発揮を促すことになる。
少なくとも今は、そう考えている。
（〈気の注入〉など気の治療一般に関しては、次節A―2で、
いわゆる〈本番〉の中で、詳述するつもりである。）

であればこそ、単なる足指回しが、
全体療法、根本療法たる〈本治法（ほんじほう）〉へと、
自動的に折り重なった、のであろう。
ただし、〈私見〉といった以上、今少し説明が必要だろう。

そこで、まずは、〈指回し〉のサワリ程度を体験願いたい。
仰向けに寝て、誰かに、足の親指をつまんでもらうのだ。
そして、ゆっくりと、軽やかに、回してもらう……。
多分それは、誰にとっても、一種独特な感覚なはずである。
その特異な感じを、ただただ感じようとして欲しい。
実感しない限り、何もいえない世界、である。
で、その実感や、如何に？
“複雑微妙な快感”の実質が、からだで理解されたことだろう。

ただ足指を回転運動されただけのことなのだが、
実感的には、回転というよりむしろ、微振動の響き、
あるいは、気流の如き感覚、ではなかったろうか。
ツツツツツーッと、次々に沸き起こり、限りなく寄せ来る、
精妙、かつデリケートな、波動的快美感、？？

しかも……、足指に始まり、次々に沸き起こる快感が、
実際には、足指とほぼ同時多発ゲリラ的に、
足、腹、全内臓、胸、腕、手、手指、頭、脳、髪の毛……と、
からだのありとあらゆる細部において、一挙に、
ツツツツーッと限りもなく、立ち上がる……。

無論、からだはひとつらなりの全体だから、そうなるのだ。
全体がひとつだから、一部分を動かせば全体が連動し、
逆に、全体が動けば部分もまた動かざるを得ない。
したがって、部分の異状はからだ全体を歪ませ、
かつまた、全体の歪みは部分にしわ寄せする。
それがからだのあり様だし、部分と全体との関係でもある。

したがって、足指という一部分を回す単純な営みは、
からだの構造から来る自動的働きとして、
全身（ありとあらゆる細胞全体）に対し、
ツツツツツーッと、気を注入してしまうことにもなる。
と、同時に、ツツツツツーッとひるがえって、
部分部分の細胞、個々に対し、自動的・無作為裡に、
それぞれその最大能力を発揮させることにもなり得る……。

ここで強調さるべきは、まず第一に、
からだの構造からして、自ずとそうなる、という点である。
意識的に何ら作為せずとも、そうなってしまうのである。
そもそもからだは、最初からそう創られてあるからだ。
そして、第二は、
そうしたからだの働きには、必ず、実感が伴う、という点だ。
たとえば、ツツツツツーッという表現も、その一つである。
古来東洋では、こうした働きはすべて一括、
〈気〉と表現されてきたようだが、となれば、
たとえば“気持ち良い”など含蓄深い言葉は、
本当は、しみじみ味わうべし、ということだろう。

さて、実際の治療における〈足指回し〉のやり方だが、（原則）

　まずは、仰臥した人の足下に、足指に対面して坐り、
　左足の小指を、時計方向に回す。時間は１分間。
　以下各指を各１分ずつ、順次移動、全指を計10分で。
　回転速度は自由、快適に。坐る位置の移動も、自由に。

以上を、**すこぶるなめらかに、基本的には、流す**のである。
しかも、全部で10分間の、**流れるような流し**、である。

なあんだ！と、誰しも、拍子抜けするかもしれない。
でも、実際に試してみれば、
その考えが如何に甘かったか、直ぐにわかるはずだ。

何一つ予備知識なしに始めたとして、
10本全部回して平然！という人は、まず皆無だろう。
２本・２分位までは何とか我慢できても、腕は重だるく、
３本目はたまらずギブ・アップ、が普通である。
誰にもでき、一見簡単な技ほど、実は奥が深いのである。

むしろ〈足指回し〉こそ、あらゆる技術の象徴、かと思う。
コツ習得のためのお手本みたいなもの、といえるからだ。
簡単そうなことをいかにも簡単にこなす、
それが、真に“格調高き”技術、ではないのか？
とまれ、た易い技術は、たっぷり時間をかけ、味わうといい。

しからば〈足指回し〉習得のためのコツ・チェックポイントは、

＊回すのに必要以上の余分な力がどこに入っているか？
（疲れるのは、必ずどこかに余分な力が入っている！）
＊からだのどこかに力みがないか？（必ず力みがある！）
＊不自然で無駄な思い入れがないか？
＊自分の位置、ポーズ、腕位置のどこかに無理がないか？
＊どうしたらもっと楽になる？と常時自問しているか？

以上のような視角から、自分のあるがまゝを見つめる！、
技術習得のためには、そういう観察力が必須である。
ただ、難解な技術だと、観察にまでエネルギーがまわらない。
誰にとっても簡単な技術たる〈足指回し〉なるが故に、
あらゆる技術の象徴たり得るわけである。

つまり、〈足指回し〉は、ほどほどの難しさによって、
人にその人の〈あるがまゝ〉を見せてくれる、お手本である。

さらに、実践を助ける意味で、少々補足しておこう。
まずは、足指回しのコツについて……。

たとえば、「腰で回せ」、「からだ全体を使って回せ」！
あるいは、イメージ的に「腕をムチのようにしならせろ」！
いずれにせよ、要は、楽に動かす〈脱力の技術〉である。
そこで、私自身の〈脱力の技術〉のおススメをひとつ！

「足指を回すんじゃない。足指が勝手に回ってて、
ただ、それについていけばいいだけだヨ！」

何であれ、やる側もまた楽であること、それが重要である。
であればこそ、やられる側も一層〈快感〉を楽しめよう。

次に、〈読む〉という観点からの補足を少々。

〈最初の５分間〉同様、この10分間もまた、多層構造である。
〈足指回し〉されている姿を〈読む〉ことで、
わりと本質に関わるような、その人の現況が、
具体的に把握され得る可能性がある。

たとえば、〈足指回し〉から端的に〈読める〉のは、
その人の心身のしなやかさ具合、である。

そこで、誰かにモデルを頼んで仰臥してもらい、
今度は、その人の足指を回す側に立ってみよう。
そして、実際に足指回ししながら、
その人の全身を観察してみて欲しい。

はっきりと指摘できることは、足指の回転に伴い、
微振動が全身に伝わっていく、という事実であろう。
しかも、その伝わる様が誰の目にも明確に見える、はずだ。

からだはひとつながりの全体だから、一小部分の動きは、
必ずや、全身に、余すところなく、伝わらずにはいない。
からだの本質からして、そうなのである。
しからば、誰もがその本質どおりを感じとるか？となると、
それは自ずと別問題、という他ない。

たとえば、左足の小指を軽く回されたとして、
左スネや左大腿の微振動が感じられない人は、皆無である。
それじゃあ、同じ小指を回されて、遠く離れた、
右腕、右手指だとか、顔面、髪の毛の微振動は？となれば、
当然、話は違って来る。
傍目にははっきり動いていると見えるにもかかわらず、
ご本人は「動いてない！」など、いくらでも起こる。

無論、普通、こうしたからだ内部の微かな動きや、
その伝わりの感知に慣れた人など、いない。
だから、初体験の困難さは割り引いてかかるべきだろう。

それにしても、見ている人が動いている！といっているのに、
本人は平気で、イヤ、絶対動いてない！となったりするわけだ。

自分が正しいと信じるのは自由だが、
あえて？が提示され、見直しの機会が与えられても、
改めて真摯に見直してみようともしないとすれば、
それはやはり、しなやかさの対極にある、ということだ。
常識的に、このタイプは、筋肉や関節の硬さのみならず、
知覚、感覚面での硬さなど、肉体的かたくなさが〈読める〉。
なおかつ、それをあえて見ようとはしない、
そういう真のかたくなさまでをも〈読む〉ことが、
治療者側に求められるしなやかさ、かもしれない。

ただ、治療者側のしなやかさをいうなら、
「かたくな」という〈読み〉を、一体、どう伝えるか？、
あるいは、あえていわずに、その事実をどう活用するか？、
などに、治療者自身のしなやかさは問われよう。
“欠点”をズバリ指摘されて、うれしい人などいないし、
それが正鵠を射ていればいるほど、認めたくもなかろう。
人の本質的課題を見抜くのは、本来、本人の仕事、なのだ。
その辺にうまく対応するのも、しなやかさ、ではあるだろう。

最後に、指回しが不適の場合、どうすればいいか？

少数ながら、指回しを快適と感じない人たちが、いる。
あんな快感を何故？と首をひねるばかりである。

敏感に過ぎるか、鈍感に過ぎるか、どちらかのようだ。
ただ、加齢により鈍感な場合は、むしろ指回し自体は快が多く、
問題は、自らに鈍感を強制してきたようなタイプである。
境遇やトラウマ故のいわば自己否定強制型の鈍感さで、
これはとかく、問題の根そのものが、深い。
のみならず、散々いじられ、こじれている場合が多く、
結果、治療家泣かせになりがちで、薬づけがオチなようだ。
（本当はこれに対処し得てこそ、治療の名に値しよう。）

いずれにせよ、指回しが不適な場合、どうするか？だが、
要点は、いかに気持ち良くなってもらうか、なのである。
気持ち良くさえなれたら、〈本治法（ほんじほう）〉成立、と私は診る。
そこで、具体的にいえば、当然、足指回しは中止する。

代替“準快適メニュー”のおススメ、そのピカ一は、
Ａ—１—１で簡単に触れた（P84）、**手足の甲マッサージ**である。
手足の甲には、鍼灸の要穴、特効穴、反射点反応点が多い。
したがってまずは、甲を中心に、手足周囲を丹念に揉む。
さらには、頭側に移動しての、**頭、頸、顔の他力ラティハン**、
腹や肩に手を当てての、**腹ゆすり、肩ゆすり**、などなど、
お好みで各々組み合わせ、バイキングでどうぞ、である。

仮にこれらすら不快だったら、Ａ—１—２．は不要と考える。
直ちに、次のＡ—２．に移っていい。
Ａ—２．それ自体が〈本治法〉となる、と、そう考えよう。
気楽体はかくも融通無碍、臨機応変、しなやか、なのである。

A—2．仰臥位・後半の15分間（いわゆる本番）

仰臥位・前半15分は、〈準備運動〉であった。
本節、後半15分以降が、治療のいわば〈本番〉となる。
必然、こここそ、最も本来的〈何もしない〉部分となる。
したがって、この節では、
〈何もしない〉の理解と実践が中心課題となろう。

とはいえ、すでにここまででも、
〈何もしない〉に関しては、あれこれ触れてきた。
何しろ、常識はずれ？　の〈何もしない治療〉である。
多少の繰り返し、くどさは熱意の表出と、お許し願いたい。

また、ここまで説明してきた特徴の数々、
たとえば、〈読む〉とか、〈触れあい〉、
〈多層構造性〉とか、〈しなやかさ〉などなどは、無論、
ここ〈本番〉においても当然、いえることである。
これまたあえて再確認しておきたい。

さらに、仰臥位前半、後半の相互関係をいえば……、
前半15分は、動き主体の、いうなれば“動”的体験であった。
対し、以下の本番15分は、一転、“静”的体験となる。
この動→静のリズムの流れは、強く意識されるべきだろう。
動によって、静は、より際立たずにはいないからである。
〈本番〉を高めてこその〈準備運動〉、というわけだ。

さて、ここ〈本番〉ではまず、実践から体験願うとしよう。

【本番体験・原則の１】
足指回しが終り、仰臥した相手の足下に位置するとして、
坐蒲団を使い、坐禅の形で、尻を高め、安定して坐る。
相手の両かかと下に両掌を差し入れ、両足首を支え持つ。
即ち、右掌で左足首を、左掌で右足首を、各々包み込む。
ただし、ベッドがなく畳の上での治療の場合には、無理
な姿勢を避け、相手の両甲に両掌を乗せる形でもいい。
以上で準備完了。ここから、いよいよ本番開始、である。

まず、そのまま、目を閉じよう！
そして、無心に、今あるがまゝを見つめる。

当然、外界は視野から消え、内世界、が見えてくる……。
閉じたまぶたのこちら側に、広大無辺な〈自分〉があり、
同時に、それを見つめている〈自分〉もまた、いる。
それらが内世界とすれば、実感としては、さらに、
両掌の上に、生きた〈他者〉のからだが感じられ、
様々に変化する〈音〉として、外界も感じられる。
……かく、内世界を見つめつゝ、外界をも感じつづけ、
その上、自他が手足で結ばれたあたかも“一生き物”が、
ゆったり、フワリフワリ、宇宙に浮かんでいる………。
やがて、……内世界が、宇宙とひとつに溶け始め………。

……と、こんな15分間、これ即治療の〈本番〉である。

以上をそれなりに、専門用語？でいえば、こうなろうか。

まず、そのまま、目を閉じよう！
そして、無心に、今、あるがまゝを見つめよう！

つまり、何が見えてき、あるいは何も見えてこなくとも、
あゝだこうだ解釈しないで、ただただ観察する。

そうやって、すべてを、なりゆきにまかせ、ゆだね、
なりゆきがなりゆくがまゝを、ただただ見つめ、
自分自身もまた、自然になりゆいていく……。

かかる15分間が、〈本番〉というわけである。

【本番体験・原則の２】
治療する側の坐る位置を変えての、本番の２である。
P103 で紹介した頭ラティハン同様、相手の頭側に坐り、
たとえば、右手で項を、左手で左側頭を包み持つ形から、
あるいは、左手は項、右手で両まぶたをおおうなどから、
本番開始。後は原則の１．に準じ、なりゆきまかせに。

【本番体験・原則の３】
治療位置を、仰臥者の左横にとって、本番の３開始。
たとえば、右手を項に、左手は中空にかざす形から、
あるいは、右手は項、左手はへそ上に置くなどから、
後は、本番２同様、なりゆき見のなりゆきまかせに！

当然、説明が必要であろう。
なんでそんなのが治療なの！と不服な向きもおられよう。
あるいは、直ちに実践した中には、
え、何これ！、と感動している人だっていないとはいえまい。
そこで以下、〈本番〉を、四方八方から照らし出すつもりで、
考え得る様々な疑問に予め答えながら、説明していきたい。

☝〈何もしない〉とは、如何に自然の邪魔をしないか、である。

治療とは、普通、何らかの人為により治すこと、をいう。
だが、いかなる人為も、治すことなどできはしない。
治すではなく、治る、が正解だからである。
治すは、常に、自然（からだ）にのみ可能なことなのだ。
人為に可能なのは、どう巧みに自然の力を活かすか、である。
あるいは、如何に自然の力の邪魔をしないか、である。
つまり、本当は、人為は〈何をするか〉ではなく、
〈何をしないか〉をこそ、問われるべきだろう。
ここに、〈何もしない〉という発想の根拠がある。

☝〈何もしない〉でいる時、そこでは自ずと、
起こるべきすべてが起こっている。

考えてみて欲しい。
他人様の足を持って、坐りこみ、黙ってじっとしている。
……これって、一体、何なのか！

たとえば、直ちに〈本番〉を試してみた人だったら、
おそらく、10人中9.8人までもが、
不意に、不安に襲われた、のではないか？
ん？　これって、何やってんだ？、という具合に。
〈何もしない〉ってことは、実に、そんな居心地悪さ！なのだ。
とすれば、なぜ、なおもそのまゝ、じっと坐りつづける？
なぜ？　そんな居心地悪さの中で、
なおも居心地悪さを保持しつづける？……と、
もし、あえて、問われるなら、こう答えたい。

そこに、無条件の〈信頼〉があるから、と。
たとえただいるだけで何も役立っていないように見えても、
そこでは、起こるべきすべてが起こっており、したがって、
かかる大自然の営みに対して、無条件の信頼、があるから、と。

人と人が一連となり、無心にあるがまゝを見つめて、在る、
と、そこは、内・外こん然とした、別次元といっていいだろう。
たとえ〈何もしない〉でただいるだけと見えても、そこに、
人―人―宇宙というエネルギーの流れが、自ずと、流れる。
もの皆スベカラクそう創られてあるから、そうなわけだが、
そういう、大自然のおおいなる仕組みに対する、
それは、実感的、無条件の信頼、である。

ここで“無条件の”とは、
如何にもささやかな、人間の論理など軽く凌駕して……、
といった意味合いの言葉である。

結局の所、人は、
ただただ〈何もしない〉でいることさえでき得るならば、
必ずや、〈おおいなるもの〉と出会える……のではないのか？

今あるがまゝを見つめていれば、いずれ、
起こっているすべてが見えてくる、かもしれない。

しからば、他人様の足を持ってじっーと坐り、
ただただ〈何もしない〉でいさえすれば、
起こっているすべてが見えてくるか？……といえば、
コトはそれほど簡単じゃあるまい。

理解できず知らないものは、見れども見えず、である。
つまり、仮に、もろもろが目の前で起こったとしても、
その中から、その人に理解できることだけが見え、
理解できないものは、見えない、……これが道理である。
見えないものはないも同じ、なのだ。
だが、あるがまゝに見ようとする時、事態は変わる。
あるがまゝとは、解釈しない、という意味である。
つまり、理解できなくてもいい、という意味なのだ。
理解できなくても推移を見つめることは、可能だろう。

だからこそ、〈信頼〉が重要な意味を持つ。
理解できないものは見えないなら、信頼して待つ！のだ。
信頼し、ただただあるがまゝを見つめ続ける……、
と、いずれどこからか、不意に、理解がやってくる！

何も見えなかったところに、うっすら、何かが見え始める……！
そんな時が、向こうから、やってくる！
〈おおいなるもの〉との出会い、とは、そういうものだ。

あるがまゝを見るとは、
今〈在る〉〈そのまんま〉を見ること、である。

〈あるがまゝ〉とは、〈在る〉〈そのまんま〉のことである。
だから、〈解釈しない〉と解釈でき、したがって既述の通り、
あるがまゝを見るとは、何も解釈せずに見ること、である。
たとえ理解できなくても、理解できないそのまんまを、
見えないまゝに、ただ見ていればいい、ということだ。
しからば、実際上、〈何も解釈しないで見る〉って、
一体、どんな現実であるのか？

たとえば、ある痛みがあった、としよう。
あなたの右脇腹に、差し込むような痛みがある……と。
普通、痛みは病気の結果、と信じられている。
だから普通、諸検査で、〈原因〉を特定する努力がなされる。
原因が解からない限り不安だし、治療すらできない。
しかし、その痛みを解釈なしに、ただ見る！となると、
わけのわからない脇腹痛に向かって、
たとえそれが如何なるタチの悪い痛みであるにせよ、
そのまゝ、好きなだけそこにいていいよ、といってやること！
これこそが、何の解釈もなしに見ること、である。
つまり、脇腹痛を、あるがまゝに見ようと思ったら、

その由来、正体など知りたい一切は不確定なまゝ不問とし、
嫌がり、憎み、悪者扱いすることもやめ、
消えろ消えろ！と念じたり、処置するなど言語道断、
その存在を、とにかく認め、信頼すること、である。
〈在るそのまんま〉を見るとは、
無条件に〈在るそのまんま〉を受け入れること、なのだ。

〈在るそのまんま〉とは、おおいなるもの、のことである。

〈在るそのまんま〉を見ようと思ったら、
仮に、今在る痛みがどんなにタチの悪いものであれ、
〈在るそのまんま〉を受け入れざるを得ない。
……とすれば、じゃあ一体、なぜ？
そういとも簡単に、かくも困難な受け入れができる？
なぜ、そんな難事が、た易く可能になる？

なぜなら、〈在るそのまんま〉を見ていると、全く自動的に、
〈在るそのまんま〉を受け入れたことになる、からだ。

〈在るそのまんま〉を受け入れない限り、
〈在るそのまんま〉は見えない。
とすれば、〈在るそのまんま〉を見ている時は、
たとえその気など皆無でも、人は、すでに（自動的に）、
〈在るそのまんま〉を受け入れている、ということだ。
そういう手品（？）が、自動的に成り立つのである。
したがって、かかる“手品”が可能になるということは、

きっと、誰しもが、心の奥深くでは（潜在的に）、
こう熟知している、ということなのかもしれない？？
仮にこの痛みがどんな病気に結びつくものであれ、
それだって、〈おおいなるもの〉の営みなのだ。
つまり、痛みの〈在るそのまんま〉が、他ならず、
〈おおいなるもの〉そのものでもあるのであろう、と。

人生とは、おそらく、人それぞれに、おおいなるものに触れ、
やがては、それへの信頼を培っていく営み、ではないのか？？

☞あるがまゝを見るとは、どうにも受け入れがたいモノを、
そのまんまでＯＫ！するための、方便、ともなる。

そこで、〈あるがまゝを見る〉は、方便ともなり得るわけだ。
つまり、〈今〉を嫌悪し、絶対に受け入れられず、
なおかつ、そんな気持ちは絶対に変わらないとしても、
もし、〈今〉あるがまゝを見ようとしさえすれば、
自動的に（無努力で）正反対の局面が成り立つ！、のである。

この“手品”は活用しないテはなかろう。
普通、誰しもが、痛みや病気、悩みに対し、憎みながらも、
どうしようもなく、くされ縁的関係を続けている、はずである。
が、もし、心の底から、関係修復を望むとするなら、
許せないそのまゝ、何も変えなくていいから、一度しみじみと、
〈在るそのまんま〉を観察してみるといい。
これぞ楽々、“やなヤツ”とのカシコイ共生法、である。

**☞あるがまゝを見るとは、そこに自ずと起こる変化を、
ただただ見ていればいい、ということである。**

〈あるがまゝ〉とは〈変化〉を意味する、ともいい得よう。
なぜなら、自ずと起こる〈変化〉を見ていることが、
〈あるがまゝを見る〉こと、だからである。

たとえば、痛みや、小さな病気になった場合、
黙って（何もしないで）観察しているだけで、
〈変化〉が見えてきた経験ある向きもあろう。
無論、痛みや病気もまた、常に変化しているわけだし、
その上、〈見る〉ことは自動的に、エネルギーを集約させ、
一層の変化を惹起するから、でもあろう。

実例でいえば、たとえばA美さんの場合（P37）、
〈痛み〉はあたかも〈生き物〉の如く、であった。
サクランボになり、たまごになり、逃げ隠れ、小さくなり、
そんな風な生きた〈変化〉そのもの、であった。

でも、そんな〈変化〉とやらに、何の意義がある？
そんな子供だましから、どんな可能性が開かれる？
……と、もし批判されるとすれば、
A美さん本人にお答え願うとしよう。
『総じて、のんびりしてきた、ようネ！』
これが、彼女の“総括”であった。
ここに、〈変化〉の意義は見出されるだろう。

おそらく、痛みの〈変化〉の諸相を見つめながら、彼女は、
そのなりゆきの中に、何かを見た！、はずである。
何かとは、いわば〈あるがまゝの彼女自身〉であったろう。
なぜ、サクランボやたまごが彼女自身なのか、
どこでどう彼女と結びつくのか、それは、わからない。が、
『のんびりしてきた』と楽になった自分を見る以上、彼女には、
『のんびりとは程遠い』苦の中の自分像が見えた、に違いない。
だからこそ、彼女は、変わり始めた……。
これぞ、子供だましの“意義”、“可能性”でなくて何だろう。

いずれにせよ、痛みや病気は早晩、消えていくものだ。
したがって、それが消えた後に一体何が残るか、
痛みは結局、かかる逆説？によって意義明瞭な、ものだろう。
だから、痛みをして“意義ある痛み”たらしめるには、
痛みを、その変化を、ただただ見つめていればいい、のである。

あるがまゝを見るには、まずは〈空っぽ〉を心がけることだ。

痛み、不快などなど、諸々の症状は、
からだという〈おおいなるもの〉が語る言葉である。
したがって、その言葉を理解するには、聴き方、が問題となる。
どのような言葉であれ、そういえるであろうが、
表面ヅラは氷山のほんの一角で、実際にはその奥に、
“言葉にならない多くの言葉”が隠されている。
むしろ真意は常に、言語化不能で、深く秘する他ないものだ。
だから、言葉の向こう側を感じ取る感性こそが、必須となる。

そして、感性の発揮には、決定的必要条件が、一つある。
たとえば、深く聴きたい時、人はまず、心静めるだろう。
心静まって後、初めて、じぃーっと耳澄ますこととなろう。
即ち、心が〈空っぽ〉でザワついていないこと、がそれである。
先入観、思い込み、知識など、余計な思考があればあるほど、
心はザワめき、あるがまゝを聴くことなど不可能となる。
痛みや不快をあるがまゝに見ようと思うなら、まずは、
〈空っぽ〉を心がけるのが、当然の礼節、というものだ。

☝〈空っぽ〉とは、何も高遠な境地を指すわけではなく、
楽で、気持ち良い、自然な心のあり様のことである。

〈空っぽ〉とは、高度な抽象概念をいうわけではない。
具体的、文字通り、〈空（カラ）〉のことである。
イメージでいえば、何も入っていない湯飲み茶碗、である。
より肉感的なイメージでいえば、
肩にドスッとくる重荷を、とりあえずは想像願おう。
それが一転！　重さが瞬間消滅、その自由感！
これが、〈空（カラ）〉である。

現に、治療とは、一般に、重荷の肩代わり、とされる。
本人に成り代わり荷を担うことが治療と目され、
それ故に、安くない対価だって支払われるのだ。
だから、初心の治療家には、治療は相当度の重荷となる。
が、それは、初心者の無知故の、誤解に過ぎない。
いずれ経験により、医家は、“真実”に気づくものだ。

〈治す〉のではない、勝手に〈治る〉のだ、と。
そこで、得られる教訓は、二つ、ある。
まず第一に、如何に〈勝手に治る〉邪魔をしないか。
そして第二に、“重荷”は肩代わりする必要などない。
以上を、一つに捏ねあげた言葉、それが〈空っぽ〉、である。

つまり、〈空っぽ〉とは、ひたすら具体的、心のあり様である。
それも、心静かで、あるがまゝＯＫの受け入れ状況であり、
何もしようとせず、無駄な力み、思考がない状況である。
しかるが故に、からだの言い分に聴き耳立てることもでき、
その言葉の向こう側に、耳澄ますことも可能となる……。
そんな、楽で、快適な、自然な心のあり様……それが空っぽだ。
しかし、考えてみれば、何のことはない、これぞ、
大好きな遊びに夢中な子供の心そのもの、である。
ただ、そんな自分が見えている分だけ、
多少は大人びた、子供の遊び心？、……であろうか？

〈何もしない〉であるがまゝを見つめていれば、
自ずと、〈今、ここ〉にいることになる。

静かに坐って他人様の足を持ち、無心・無批判に、
〈何もせず〉、ただあるがまゝをじぃーっと見つめる。
となれば、〈何もしない〉であるがまゝを見つめるとは、
実際には、何をしているのか？といえば、
〈今、ここに〉いようとしている、といえるだろう。
それも、ぜひにも〈今、ここに〉いようとしている……。

少なくとも、〈今、ここ〉にいないで、
あるがまゝを見ることなど、できない。
といって、あるがまゝを見てさえいれば、
必ずしも〈今、ここ〉にいるわけでもない。

しかし、気楽体にあっては、
起こる〈変化〉に従いながら、見つめていくわけだから、
いやも応もなく、〈今、ここ〉にいようとしている、
ということになってしまう。

〈何もしない〉とは、受け身でいい、ということである。

〈何もしない〉とは、
何もせずとも、すべては起こる、という意味だった。
それは、おおいなるものの働きに拠る、のであった。
おおいなるものの働きとは、以下二面が、その本質である。

(1)　**花が咲くのも月が輝きながら運行しているのも、**
おおいなるものの自在なる働きのひとつである。
(2)　**今このまま、あるがまゝで何ひとつ変えずとも、**
おおいなるもの・宇宙は歓びに満ち満ちている。

(1)(2)は、一見、別個と見えようが、実はコインの裏表である。
つまり、おおいなるものとは、その本質において、
すべてをして個々たらしめる自在な力、であり、同時に、
今あるがまゝを受け入れ楽しんでいるすべて、でもある。

とすれば、これ以上、一体、何が必要か？
ちっぽけな人間に、それ以上の何ができる？
だから、気楽体では、おおいなるものに一切をゆだね、
〈何もしない〉で、ただただ待つのである。
それも、受け身でいい。あくまで受け身で、待つ。

受け身というと、消極イメージがあるが、誤解である。
たとえば、“受け入れる”という表現がある。
この言葉は〈受け身〉のあり様と無縁ではあるまい。
受け入れると、人は、より自由になる。世界が、より広がる……。
つまり、能動的であるより、むしろ受動的な方が、
より本来の、より自然で楽な生き方、なのかもしれない。
ただ、受け身であるにはそれなりに、必須なものもある。
たとえば〈受動的注意深さ〉、より楽な、受け身の注意力だ。

☞**〈何もしない〉以上、〈受動的注意深さ〉は必須である。**

注意深いとは、普通、〈能動的注意深さ〉をいう。
だが、注意の仕方は、初めは“能動的”であっても、
慣れと共に、自然〈受動化〉してしまうものだ。
つまり、誰もが、日々日常的に、そうとは知らずして、
〈受動的注意深さ〉を無意識に駆使しているのである。
したがって、専門用語？にビビることはない。
従来は無意識にやってきたことでも、
理解さえしたら、今度は意識的にやればいい。
専門用語は本来、便利？なもの、に決まっている。

そこで、〈**受動的注意深さ**〉を、簡単に説明しておこう。
まず、能動的注意深さとは、エネルギーをかき立て、
一点に集中させる、積極的な注意力喚起の仕方である。
当然、消耗し易く、疲れ易く、持続も難しい。
対し、受動的注意深さは、注意力を、逆に拡散させる。
あたかも投げ網のように、注意力の網を全開し、
まんべんなく押し拡げ、分散、待機する。そして、
注意力の網に引っかかる獲物を、受身で掴む！

説明は難解そうだが、実際は楽でやさしい。
最もわかりやすい実例は、車運転時の注意の仕方、である。
運転中は、一点集中は危険だし、疲れるから不可である。
視野は常に全体に拡散させ、いつどこで何が起ころうと、
瞬時に対応できる、待機的かつ楽な注意力でいる他ない。
あれが〈受動的注意深さ〉そのものである。
武道も同様、常に全体に目を配り、脱力、楽でいないと、
臨機応変に対応できず、致命的ともなり兼ねない。
〈何もしない治療〉とて、その精神は真剣勝負なのだ。

〈何もしない〉とは、〈何もしない〉ことで、
逆に〈すべてをなす〉という意味である。

〈何もしない〉は、もとより理解され易い表現ではない。
でも、たとえばベテラン・ドライバーを連想願いたい。
もはや車が手足となり、運転を味わえる者、である。
「実は彼は、運転中、何もしていない！」、……で、如何か？

あるいは、歩きながら、人は決して、歩いているわけではない！
意識して歩こうとすれば、むしろ歩けなくなるのがオチだ。
つまり、〈歩かない歩行〉こそが、本来の歩行なのだ！
〈何もしない歩行〉こそ、楽で自然で当たり前の歩行である。

もとより、歩行も運転も、治療とは違う。
治療は、人と人との関係に成り立つ営みだから、
あえて近い営為をたとえれば、教育、であろうか。
しからば、〈教えない教育〉〈何もしない教育〉は可能か？
むしろそれこそが真の教育、と私は思う。
そして、今もって心に残る、わが懐かしの教育者たちは、
必ずしもその教育への情熱や努力、研鑽にはよらず、
むしろ、何もしないことで、すべてをなした、といいたい。

思うに、〈何もしない〉ことで〈すべてをなす〉式発想の、
その根底にあるのは、おおいなるものへの信頼、である。
教育者であれば、子供自身の持つ潜在力への、
治療家であれば、からだという自然が持つ治癒力への、
信頼であり、それに全てを托して良とする思いである。
いわば、余計なことはするまい！、の思いであり、
無意識にまかせよう！、の思いともいい得よう。
かくて、〈何もしない〉治療家や教育者は、
ひたすら自分自身であればいいので、〈楽〉でいられよう。
治療される者や子供たちもまた、同様となろう。
〈何もしない〉で〈すべてをなす〉ことは、
楽で、無理のない、自然な〈場〉故にこそ、可能なのだ。

〈何もしない〉とは、必要に応じる、ということである。

〈何もしない〉とは、〈すべてをなす〉ことであり、
同時に、〈待機している〉ことでもあった。
が、〈待機〉必ずしも〈何もしない〉で待つ、とは限らない。
第２章の実際の治療例で見た通り、たとえば、
子宮筋腫のＢ子さんや抑圧のＣ太君とのプロレスごっこ、
あるいは股関節違和のＤ代さんとの骨パッチンなどなど、
“待機”とは、いわば“臨機応変”でもあった。
即ち〈何もしない〉とは、〈必要に応じること〉でもある。

この時、〈必要に応じる〉対応には、２種類あるようだ。
受動的なまゝでいいもの、と、能動的に関わるもの、である。
第２章の実例でいえば、Ａ美さんが、受動タイプである。
黙って受け身で見ていれば、自然に変化展開していくが、
ただし、変化はあくまで内的で、外に現れないタイプだ。
その変化が外への動きと化したのが、Ｂ子さんの前半である。
いわゆるラティハン（無意識の自動治療運動）である。
だからＡ、Ｂ両例は外見こそ静、動と異なってはいるが、
共に受動的なまゝでいいもの、その二つの代表である。

以上２タイプが、気楽体の基本枠組みなわけだが、
臨床現場では当然、基本から簡単にハミ出てしまう、
Ｂ子さん（の後半）的プロレス型に遭遇することとなる。
「今どうしたいか？」と〈今〉を問いかける中で、
能動的な対応が奏効するタイプである。

ただし、能動的対応とはいえ、知識による人為ではなく、
〈場〉のなりゆきの中での、無作為な対応である。
つまり、これまた立派に〈何もしない〉対応、である。
したがって、〈何もしない〉能動的対応とは、いわば、
《行き当たりばったりの臨機応変型・無意識様対応》であり、
〈今〉をどう見切るか？、どうニーズを読み取るか？、である。
決まりきった方程式があるわけではないから、
必要な対応それ自体は、現場でキャリアを積むしかない。

とはいえ、必ずしも、決まりきった方程式がないわけでもない。
たとえば、〈他力ラティハン〉がそれである(P57参照)。
その概説は済んでいるので、文脈上の補足だけしておこう。

〈他力ラティハン〉の出所は、初期の気楽体ワークだった。
瞑想すると即ラティハン（自動治療運動）の出る女性がいて、
相互治療すると、他者への自動治療運動が起こるのだ。
その動きを観察した結果、以下2点が推論された。
(1)自動治療運動は、意識的な動きに置き換え可能。
(2)意識、無意識の違いは、ことの本質ではなく、
むしろ、力によらない、無作為でデタラメな動きが大切。
ここから、〈他力ラティハン〉が生まれたわけである。

だから、どう対応していいかわからないような時、
とりあえずは、他力ラティハンを、というのもひとつの手である。

B．次いで伏臥位（ふくがい）で15分

仰臥位（ぎょうがい）での30分間を、順次、見てきた。
以上で、実践のための基本的な説明はほぼ終了、といっていい。
後は伏臥位、坐位だが、姿勢こそ違え、本質は同じである。
したがって当然、無駄な繰り返しはしたくはないが、
各姿勢でのみ可能な“特異な技術”というものもある。
以下、それら１、２を、簡単に見ておこう。

まずは、一応ここまでを振り返り、改めて、
〈何もしない治療〉の全体像を、鳥瞰してみよう。

A．仰臥位…………30分
前半15分　初めの５分…… 〈読み〉の行程
続く10分……… 〈本治法〉の行程
後半15分…………………… 〈本番〉の行程

B．伏臥位…………15分……… 〈背中との対話〉の行程
C．坐位……………10分……… 〈流れの仕上げ〉の行程

以上が〈治療〉の全体構成である。
あくまでこれが原則で、固定的枠組みなわけではなく、
原則によりつゝ、どう〈今〉に対応するか、が大切である。
要するに、**〈何もしない治療〉とは、**
今必要なことが今なされる治療、といっていいだろう。

☞背中との対話

もとより、背中は重要な治療ポイントである。
背骨が万病の原因とみる治療法が多々ある程だから、
背中の重要度は、いかほど強調されてもされ過ぎることはない。

しかし〈何もしない治療〉では、背骨の変異もまた、
他力により治療的に〈治す〉対象ではない。
からだと対話し、からだを動かすなどを通じ、
背骨が、自ずから〈治る〉のを待つ……。
これが、大前提である。

具体的には、『楽体』と呼ぶ方法が、その中核をなす。
実際の〈治療〉の中では、この運動力学療法を、
理屈抜き無条件にからだで憶え、各自にも実践願うべく、
簡単な『楽体』一式が、行程中に組み込んである。
（本書では煩雑を避けるため、『楽体』の実践には触れなかったが、仰臥、伏臥各行程に簡略に組み込んである。）

『楽体』は、一口でいえば、〈私的・操体法〉である。
快適方向へ快動することによる、歪みの自力解消法だ。
本人はからだと対話しながら、軽く動くだけでよく、
結果、からだが自ずと歪みを解消してくれる。
日常的に繰り返せば、からだとの対話に習熟することにもなる。
つまり背骨とて、基本は、本人の感覚と意欲の問題、なのだ。

いずれにせよ、『楽体』は、その発生からしても、
そもそも、本人とからだとの対話、である。
だが、治療の一部として組み込む以上、当然、
治療者とからだとの対話、という側面も出てくるだろう。
とりわけ、背中の変化は目で追えるので、
治療者と背中との対話に、『楽体』の果たす役割は大きい。
が、ここでは一応、『楽体』を除外して話を進めよう。

まず、具体的に、何を、どう対話するか？

背中全体の不自然な歪み、筋肉の盛り上がり、こり、
背骨の状況、左右の不釣合いの目立つ部位、
肌の張りや艶、色合いなどなどを、まず、確かめる。
次に、背骨を上からなで下ろし、順にたどってみる。
さらに背中全体をさーっさーっと触診する。
かく、背中の声を聴くべく、耳を澄まして、
とにかくは無条件に背中の言い分を拝聴するわけだ。
軽く触れながらの、背中の現状把握である。

その声をふまえ、今度は、治療者側が応答する。
〈ゆすり〉と〈手当て〉という〈技術〉による応答である。
しかし、〈技術〉とはいっても、
治すための技術でなく、いわば対話のための技術である。
したがって、例の受動性のまゝに、
背中のあるがまゝを見つめていれば、それが応答となる。
快適な対話の中で、自然、起こることは起こるから、である。

☞背中との対話の技術：〈ゆすり〉と〈手当て〉

背中に手を当てて〈何もしない〉でいる内に、
自ずとなりゆいた、治療の〈技術〉、
それが〈ゆすり〉であり、〈手当て〉であった。
だから〈技術〉などとは面映ゆく、要は、簡単で、楽、
そのくせ効果があり、やられて快適な……、
そういう背中との対話法に過ぎない。

そもそも、〈ゆすり〉や〈手当て〉と呼ぶこと自体、
便宜的なものに過ぎず、したがって、
然るべき特異なやり方というより、むしろ、
そう呼んでもいい周辺〈技術〉の総称、と理解されたい。
実際の現場の〈技術〉は、奥行きもあり幅もある。
基本を踏まえ、各自臨機応変に独自なものを工夫願いたい。

まずは、〈手当て〉である。
ここで敢えて〈手当て〉というのは、
背骨との対話といったニュアンスの〈手当て〉のことだ。

背骨への治療は、脊椎の曲直、凹凸、ねじれ、硬さをまず見、
触診し、どことなく気になる脊椎骨をいくつか特定。
それらを小刻みに〈ゆすり〉ながらの“小対話”から始める。
その上で、〈手当て〉になるわけだが、
相手の呼吸に応じるか否かで、２種類になる。

①基本の〈手当て〉は、相手の呼吸に合わせるものである。
たとえば右手は胸椎、左手腰椎と、両手を特定椎骨に乗せ、
呼吸を手助けするような気持ちで、呼吸に合わせる。
呼気で体重をかけ、吸気で乗せた体重を引き上げる。
そうやって、〈手当て〉しながら、呼吸を媒介に、
相手と一つになれるよう、イキを合わせる。

ただし、脊椎矯正の必要はないから、
治すとか矯正するとかの意識はいらない。
あくまで、対話の、一体化のための〈技術〉である。
それでも、機が熟し、しかも要所に手が触れるなら、
こんなことだけでも十分に変化は起こり得る。
そんな時は、からだへの感動、感謝を忘れないことだ。

とはいえ、相手の呼吸を見ること自体、必ずしもた易くはない。
ただ最初は困難でも、いずれは誰にも可能な技術である。
初心者の陥りがちな過緊張は、治療効果も妨げるから、
楽に呼吸を見、かつ楽にそれに合わせられるよう、
受動的注意力によりながら、気楽な練習を心掛けるといい。

呼吸と非連動の方は、②ただの〈手当て〉である。
ごくふつうの〈手当て〉同様、
特定椎骨上に手を置き、ただ受動的であるだけでいい。
この時両手は、①同様、左右別々に置いてもいいし、
片手は置き片手はかざすなど、柔軟に対応する。
呼吸に無配慮でいい分、より楽に、一体化は可能だろう。

以上２種の〈手当て〉は、いわば静的な技術である。
これに動的技術である〈ゆすり〉を適宜からませ、
静動を組み合わせて、伏臥位15分は構成される。

では、**〈ゆすり〉**ってどんな風？といえば、
たとえば、長く〈手当て〉し続けたとして、
じっとしているのがつらく、思わずモソモソモソ……と、
そんなイメージから、ゆするのである。
あたかも、前節で触れたばかりの〈他力ラティハン〉である。
かくて、〈ラティハン〉流にいえば、
〈ゆすり〉とは《完全脱力・気まゝ・ゆすり》である。
説明になっていない説明だが、P84辺りを、
マッサージ→〈ゆすり〉と読み替えてもらってもいい。

ただ、マッサージからすれば、〈ゆすり〉とは、
かなり限定された〈マッサージ〉ではあるだろう。
だから、〈ゆすり〉とは、
〈ゆすり的側面を強調した他力ラティハン〉でもあろうか。

さらにまた、あえて、別の視点からいえば、
仰臥位(ぎょうがい)で足指回しを〈本治法(ほんじほう)〉と見立てたのだったが、
指回しは、〈ゆすり〉の一種、と考えて不都合はない。
したがって、P98辺りの〈足指回し〉を〈ゆすり〉と、
読み替えてもらうのもいいだろう。

C．仕上げに坐位で10分

〈何もしない治療〉の流れをおおざっぱに見れば、
最初、仰向けで５分、現況の読み取り。
同10分、全細胞個々の治癒力活性化。
次いで同15分、全身にエネルギー浴。
さらにうつ伏せで15分、全身にエネルギー浴。
最後、坐位10分、仕上げの全体調整、となる。

ところで、最後に〈全体調整〉とある通り、
この仕上げの坐位での10分間は、
ここまでの45分間とはやゝ異質、といわねばなるまい。
現に実感的にも、坐位までくれば、自然、
さあ、終わりだゾ！、という気になってくる。
とはいえ、それでもなお、この異質の10分間といえど、
〈何もしない治療〉の基本に、何ら変わる所はない。

なぜなら、〈全体調整〉とはいっても、
決して意図的に全体調整する必要などないからだ。
外部から調整してやろうではなく、あくまで、
からだ自身が自ずと自己調整してしまうような調整、
例によって、〈全体調整しない全体調整〉である。
《例によって例の如く》、
これぞ何度も何度も繰り返され、底流に鳴り響く、
〈何もしない〉シンフォニーの主旋律、である。

☞とりあえずは〈坐〉との対話を。

〈全体調整しない全体調整〉は、具体的には、
《海藻瞑想》と呼ぶオリジナル調整法がそれに当たる。
それも二人でやるので、《相互海藻瞑想》である。
これが、仕上げの全体調整法、になる。

まずは、〈坐位〉そのものから、説明していこう。
坐位の基本は、あぐら坐であり、それは、
坐蒲団を二つ折りにし、その上にあぐらで坐る。
二つ折り坐蒲団を尻に敷くのは、坐の安定のためだ。
こうして腰高の坐を保持すると、
骨盤の上に、素直に上半身が立ち上がって、
上半身が、下半身から開放され、自由になる。

かく坐ってもらったら、まずはその姿を観察する。
ここまで、仰臥、伏臥でのエネルギー浴の結果、
本人はかなり楽に、自然に坐れているはずである。
そのからだの〈今〉を確認、現状把握するわけだ。

相手の〈坐〉の問題点、気になる個所が掴めたら、
その気になる辺に手を当て、しばし、そこと対話する。
もう片方の手は、手当した手の上にかざす、頭頂に置く、
さらには、手当した手の対称点（胸か腹）にかざす、など、
相手に快！を基本原則に、直感的に対応するといい。

あるいは、手当てした手をなりゆきにまかせ、
他力ラティハンで遊ばせるのもいいだろう。

かくて、ひとしきり〈坐〉による対話を楽しんだら、
次にいよいよ、仕上げの《海藻瞑想》にかかる。
ただし、仕上げといっても、気負う必要などない。
ポツンと一筆！、画竜に目を入れるようなもの、に過ぎない。

☞《海藻瞑想》は、《完全脱力・気まゝ・受動的踊り》。

既に触れたとおり、ラティハンと《海藻》の違いは、
無意識か意識的か、の違いである。(P122)
当初は、疑いもなく、そう信じ込んでいた。
が、つらつら考えれば、そもそもからだとは、
所詮、無意識にしか動けないものなのである。
意図し、方向づけ、イメージすることはできる。が、
一旦意図しさえすれば、後は全自動で動いてしまうものなのだ。

だから、より正確には、ラティハンと《海藻》との違いは、
その動きの意図が、無意識か意識的か、の違いに過ぎない。
つまり、いずれにせよ、実質は大差ない、のである。

したがって〈無意識〉という言葉に惑わされる必要はなく、
大事なのは、《完全脱力・気まゝ》な〈動き〉の方である。
要は、快適に動こうとし、動ければ、それでＯＫなのだが、
《完全脱力・気まゝ》な〈動き〉はやはり、一種特異である。

イメージからいえば、
宇宙遊泳、水中遊泳など、どんなイメージでもいいのだが、
海藻が最もピッタシ・イメージたる根拠が、ないではない。
海藻自身は、動物と違って、自ら動くことはなく、
海という〈おおいなるもの〉に一切をゆだね、文字通り、
《完全脱力・気まゝ・受動的踊り》を楽しんでいるだけなのだ。
いいかえれば、これまた〈踊らない踊り〉である。

一方、ラティハンの、何かに操られる感じも、独特な動きだ。
《海藻瞑想》の動きは、いわばそれを真似ているわけだが、
ただゆったりと動く、だけでは片手落ちで、あくまで、
自己を超えた巨大な何か（海）との一体感が肝要、である。
具体的には、海ならぬ音楽と溶け合い、踊らされる、といい。
音楽もまた、〈おおいなるもの〉に他ならない。
それが、簡便・幸せな《海藻》への変身法、である。

☞〈読む〉とは〈読まれる〉こと。

かくて、《相互海藻瞑想》においては、いうなれば、
治療者は、おおいなるもの（海）の役割を担うことになり、
被治療者を“導く”ことになる。
必然、被治療者は、“導かれ”“動かされ”ることになる。
これぞまさに、ラティハン体験、そのものである。
非日常、かつ一種独特な感覚を伴う動きであり、したがって、
初体験者の誰もが、即スムーズに動けるとは限らない。
当然、ぎこちない動きとなってしまう人たちもでてくる。

たとえば、力みだとか、心に引っかかりがあったりすると、
大体、動きはギスギスしたものとならざるを得ない。
その他、何でも自分でやらないと納得しないタイプ、
他人に自分をゆだねず、またゆだねられないタイプ、
他人と協調してひとつことをするのが苦手なタイプ、
気の使い過ぎ、先走り、深読みなどエネルギー浪費タイプ、
などもまた、なめらかに動けない場合が多い。
結果、何となくそれと読めてしまうものである。ただし、
コトはお互い様で、〈読む〉とは〈読まれる〉ことでもある。
治療者、被治療者は、あくまで対等なのである。

かく、動きがなめらかでない場合、大切なことは、
ぎこちなさを直そうとかからない、ことである。
なぜなら、直そうとの思いが、新たなぎこちなさを生むからだ。
動きのあるがまゝを見つめた結果、本人がぎこちなさを発見する、
そこで、自ずと、ぎこちなさが消えていく！、
これより他に、ぎこちなさを乗り越える方法はない。
要はあくまで、本人に、ぎこちなさが見えるか否か！である。
見えてくれば、自ずと変わる……。何事も、共通である。

☞自ずからなる全体調整・相互海藻瞑想

人により、主訴もここまでの治療効果も異なるから、当然、
《相互海藻》のやり方も、それぞれ多少は異なったものとなる。
したがって、ここでもまた、原則的なやり方だけを記して、
要・臨機応変な対応、と付け加えておくこととしよう。

【相互海藻瞑想・その原則】
身をゆだねられるような、のびやかな音楽をかける。
治療者は、相手の左後横に位置し、右手は首、左手は額に。
まずはゆったりと、相手の頭の重さとなりゆきにまかせ、
右手指を支点に、あたかも頭自体の重さにより指圧でもするように、頭をフワーッとあっちへ、そしてこっちへ倒す。
重さにまかせた、その流れる如き“頚指圧”をスタートに、
なりゆきを読み、なりゆきに従い、なりゆきにまかせ……、
二人して、海藻になりきって、しなやかダンスを楽しむ。

この時、モノをいうのはやはり、〈受動的注意力〉である。

重さにまかせとか、なりゆきにまかせ、などは、
いわずもがな〈受動的注意力〉を内に秘めた言葉である。
〈受動的注意力〉に裏づけられた、確かな眼だけが、
ダンスのしなやかさを決定する、といっていい。
もとより、〈眼〉は双方ともに大切なわけだが、
成否の鍵は、やはり、リードする“海役”が握っている。
なぜなら、仮に海藻役の動きがぎこちなかったとしても、
海役はあくまで、そのあるがまゝに対応すべきだからだ。

治療は、決して、相手を変えるための営みなのではない。
しかし、あるがまゝの自分に気づく時、
人は自ずと（あえて変えようとしなくても）、変わる。
つまり《相互海藻》のユラユラ・ダンスは、
いわば、豊かな可能性の踊り、なのである。

さらに、《相互海藻》とは、**人間関係の原型の模型、**でもある。
二人は、最もシンプルな人間関係の原型なわけだし、
その二が一と化し得るか否かは、また、
人間関係の“力学”の、最もシンプルな原型ともいえよう。
だから、協調が苦手とか、ゆだねられない、気の使い過ぎなど、
その人の問題点が、自然に、ふと感じ取れたりもするわけだ。
複雑な日常と違い、単純な原型故に、気づくことも多々ある。

無論だからといって即変われるほど、コトは単純ではない。
だが、その気づきが日常に反映されない理由もまた、ない。
もし心底変わりたければ、自分の〈今〉に繰り返し気づくことだ。

いずれにせよ、《相互海藻》のリード役（海役）は、当然、
受動的な読みと、臨機応変な対応を求められることになる。
かくて《相互海藻》は、全体調整であるのみならず、
好むと好まざると、人間関係の“練習”の場、となる。

☞相互海藻瞑想実践の実際的コツ

《相互海藻》は〈仕上げ〉の全体調整であるから、
それを満足いく気分で終えられるか否か？は、当然、
治療そのものの成否、印象に、大きく関わってくる。
しからば、どうすれば、満足して《相互海藻》を終えられるか？
その答えは、
《二人一体となった、しなやかな動き！》ができるか否か、
全てはそこにかかっている、といっていいだろう。

しからば、そのためのコツとは……、

⑴まずは、二人が共に、気持ち良く動けてあること。
⑵そして、二人が共に、ひとつになれてあること。
⑶さらには、二人が共に、リードし、リードされてあること。

以上３点の、両者同時一括満足、
それが満足気分上々型・《相互海藻》のコツである。
いずれにしたって、それらは、試行錯誤しながら、
からだでつかみ取る何かだ、といわざるを得ない。

そしてさらに、あえてここでも強調すべきは、
その何かとは、自他のからだの中に、初めから秘されてある、
まさに、そのことである。

第4章　うん、やっぱり、『今が一番！』なんだね。

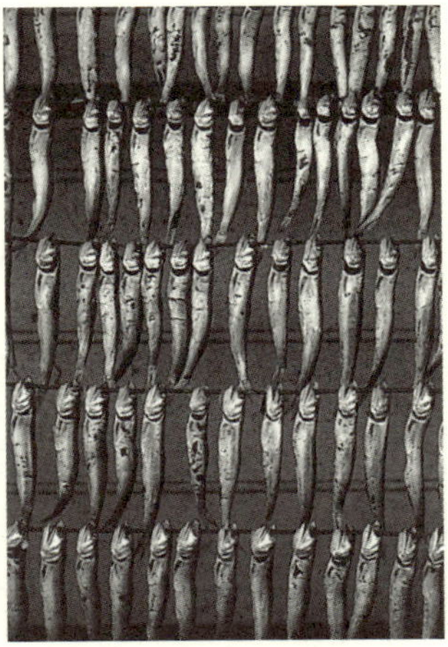

ともかく、夜は眠り、朝気持ちよく目覚める。そういう生活に早くなりたいと思う。

自分に出来ることを、出来るだけ、よろこびながらやる。日常のこまごましたことをあきることなく、一つ一つていねいにやっていく。仏経や宗教というものからも開放された、ただの柿のように、ただの自分になって生きたいと思う。

（前田利勝『光と影の向こうに』）

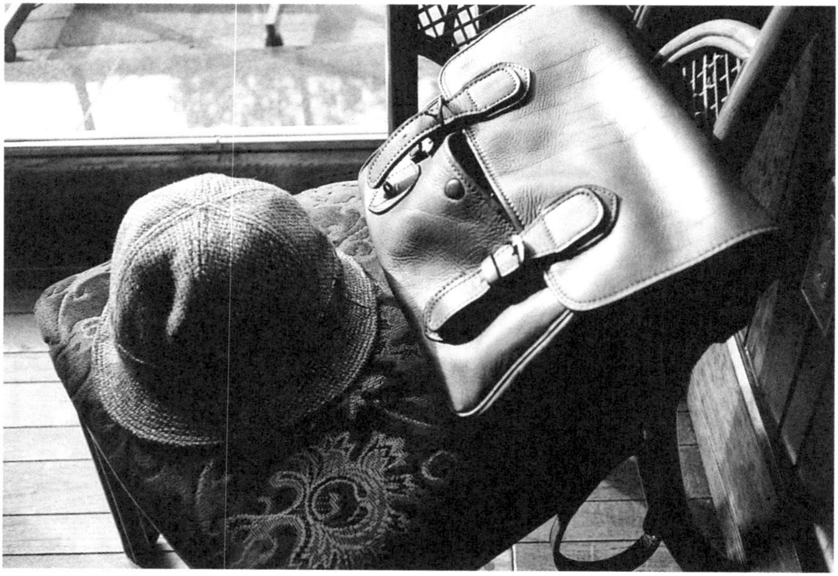

幾つもの用事が重なって、何からどう手をつけてよいかわからず、気持ちだけがイライラしてきたときには、にわかに掃除を始める。

会社ならば小さなカウンターのある食堂兼喫茶室兼応接間の、流しのあたりをみがきあげるのだが、これは念入りにやるのがコツで、念入りにやればやるほど、その一つ一つが楽しくなり、次第に熱中して、いつの間にか混乱した頭の中がからっぽになり、一段落したときは、今やればいいことがはっきりわかっている。

家では夜中に靴をみがき出すこともある。部屋に新聞紙をひろげ、はきっぱなしにした幾足かの靴を並べ、丹念に泥を落とし、クリーナーで汚れを拭きとり、かわいた靴からクリームを塗る。そこで一服して、クリームがかわいた靴から布で丹念に拭きあげていく。靴がさっぱりした頃には、自分の気持ちもすっきり落ち着いているという段取りである。

(『光と影の向こうに』)

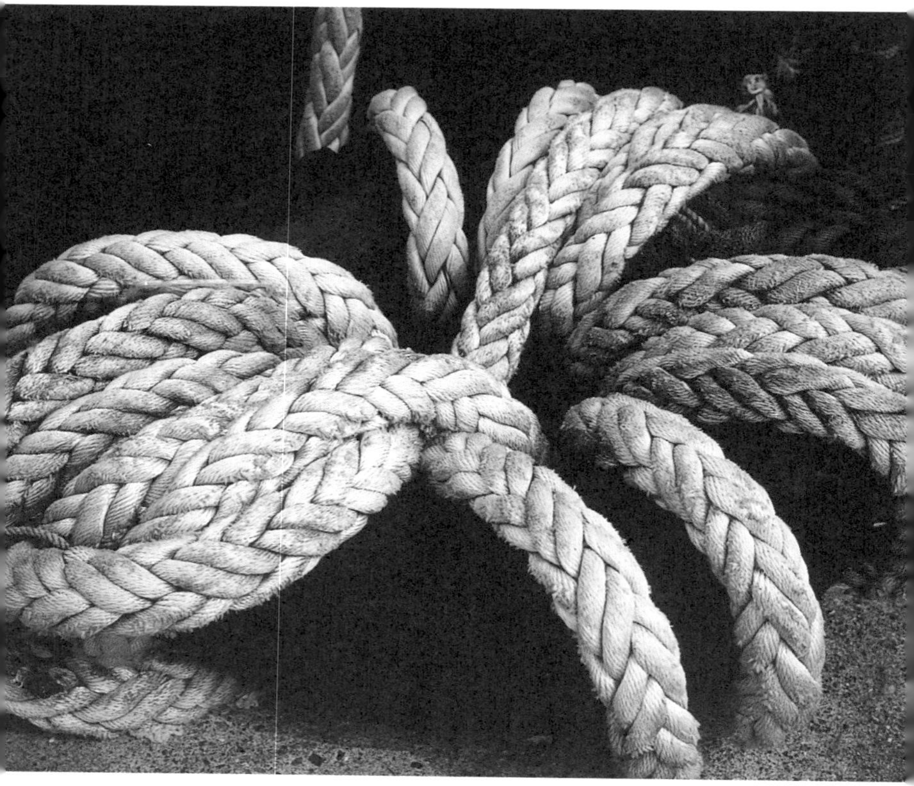

茶の道も、華道も心得のない自分に、いつの間にか身についた精神安定、統一の方法である。

おだやかな冬の一日、用事の合間をぬって久しぶりに部屋の片付けをはじめたのも同じ理由からであった。

普段は面倒くさくて開けない西側の窓も、開けると小さな部屋は三方から光が入りこんで温室のような明るさになる。幾つもの小さな山になった本や資料をまず片付けようと持ったとたん、フワッとホコリが舞い上がった。いっぱいに射し込んだ澄んだ光が、それを容赦なく浮かび上がらせるのだ。

見ると机の上にも、カーペットの上にも、ホコリが薄くたまっている。脱ぎ捨てたシャツ、灰皿、ちらかした流し、みんなくっきりと浮かび上がっている。

(『光と影の向こうに』)

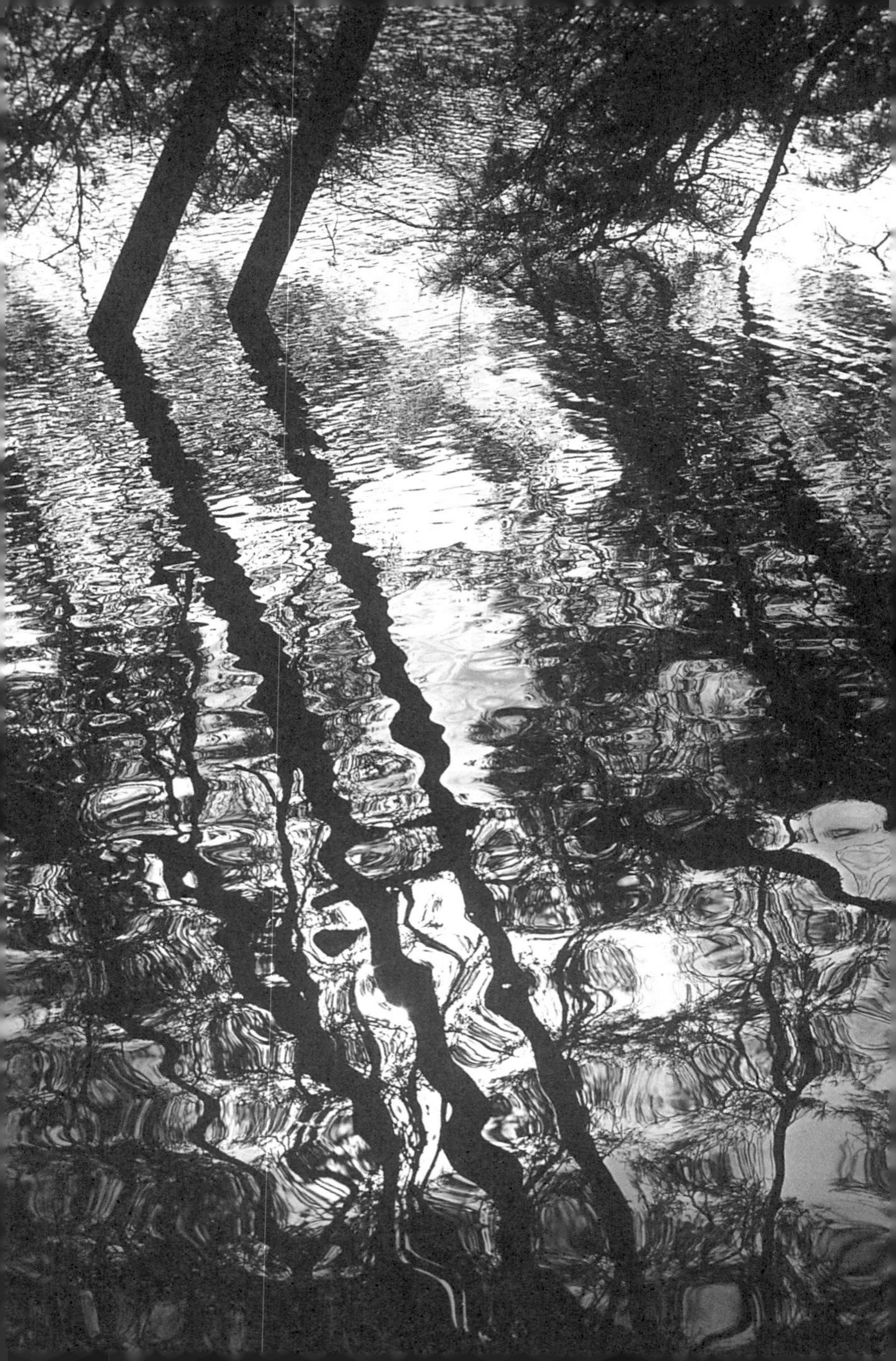

見られたくない秘密までのぞかれたようで、ちょっときまりの悪い気持ちがしたが、これはもう、どうもこうもかくしよう、ごまかしようがない。

ご覧の通りですと、とりつくろう気持ちを投げ出したとたん、冬の陽のほのかな温かさが身体中に感じられ、なんとも安堵した心地になった。そして、今、陽だまりの中にすべてをゆだね、およそ世間の役立たずの態でいる自分が、ホントウの自分なんだな、とうなずいた。

（前田利勝『光と影の向こうに』）

1．ナンバー・ワンの人生をでなく、オンリー・ワンの人生を！

本当に必要なものは、必要な時、必ず与えられる、らしい。

前章までを書き終え、さて次をどう展開すべきか、
ああでもないこうでもないと考えあぐねていた時、
お陰様で、とある出会いがやってきた。
それは、あるテノール歌手の生き様を伝える、
深夜ＴＶのドキュメンタリー番組であった。
（『わが人生に歌あり・盲目のテナー・新垣勉の世界』
・ドキュメント98・日本ＴＶ・98.11. XX.放映）

“歌手”といったって、46才、独身おじさんである。
その上、都内のあるオンボロ・アパートでの自炊暮らし。
時折お呼びがかかる、ミニ・コンサートの出前だけが
唯一の現金収入、それも家賃支払いで精一杯とかいう、要は、
超マイナー歌手である（今や状況は全く異なるようだが…）。

その上、何と、全盲である。
にもかかわらず、である、何と、このおじさん、
実に、すずしげな笑顔の人、なのである。
「自分の歌を聴いて、一人でも慰められれば、それでいい」

もとより、〈 盲目のテナー〉の半生が、平坦なはずもない。
すずしげな笑顔の裏には、たくさんの涙があったに違いない。

ちなみに、新垣さんは、生来の盲目ではなかった。
何と不条理にも、誕生直後、誤って劇薬を点眼され、
その結果として、暗闇の底に突き落されたという。
しかも、沖縄生まれの彼の、父は米軍兵士、母は沖縄女性で、
父が間もなく本国へ帰国、そのためやむなく母は再婚。
幼い彼は独り沖縄中部の読谷村(よみたんそん)に引き取られ、
そこで、母方の祖母を母と呼びながら育てられ、
時折来る母は姉だと思い込んでいたのだそうだ。

しかし、中2(13才)の時、
祖母の死をきっかけに、一切の事実が知らされる。

少年は、どうしようもなく、荒れ狂う。
怒りと憎悪の塊と化した彼は、母を、父を、助産婦を、
何とか捜し出し、殺してやる!と、
そればかりを繰り返し心に刻み、念じ続けた。

そんな人生に翻弄されてきた男が、今、こう歌うのである。

♪野に咲く花のように　風に吹かれて
　野に咲く花のように　人をさわやかにして
♪そんな風に　ぼくたちも
　生きてゆけたら　すばらしい

「夜がこわかった」と、新垣さんは述懐する。
昼は陽気さを装えた。けれど、友達皆が家へと帰った夜、
独り、絶望的に、「なぜオレだけが！」と一切を呪った。

そんな昔を今、彼は笑顔で、「被害者意識の人生」と呼ぶ。
ミニ・コンサートの会場は、場末の喫茶店であったり、
地方の中学校や、いわゆる矯正施設であったりするのだが、
たとえば某施設の少年たちを前に、おじさんはこう語る。
もし眼が見えていたら、自分はきっと殺人者になっていたろう。
いつも誰か他人のせいにする生き方からは、何も生まれない。
人生はプラスにもマイナスにも、どっちにもとれるものだよ。

おじさんの歌や語りは、決して大上段なものではない。
誰にもわかるやさしい言葉が、静かに伝えられるだけだ。
だからなおさら、誰の心にもそれは深く響くのだろう。
たとえば、某施設の少年はこんな感想を書き送ってきている。
新垣さんと一緒にいるだけで、心が明るくなる。
だから何でも話せるような気がする。
できれば二人だけで、自然の中で話してみたかった……。

彼の歌が彼の人生そのものだと、少年だって理解するのだ。

♪野に咲く花のように　雨にうたれて
　野に咲く花のように　人をなごやかにして
♪そんな風に　ぼくたちも
　生きてゆけたら　すばらしい

あるいは、ある中学生が、こんな質問をする。
大事にしている言葉は？
するとおじさんは、例のとおりさりげなく、こう答える。

ナンバー・ワンの人生でなく、オンリー・ワンの人生を！

つまり、いつもいつも一番ばかりを目指している、
ナンバー・ワンの人生は、必ず、挫折するんだよ。
本当に大事なのは、一番を目指す人生ではなくて、
たったひとつの人生、自分にしかない人生、
オンリー・ワンの人生を生きることなんだ。

♪野に咲く花のように　風に吹かれて
　野に咲く花のように　人をさわやかにして
♪そんな風に　ぼくたちも
　生きてゆけたら　すばらしい
♪時には暗い人生も　トンネルぬければ　夏の海
　そんな時こそ　野の花の　けなげな心を知るのです

だから、誰だって、とおじさんはいう。
オンリー・ワンの人生をしっかり生きれば、それでいいのさ。

おじさんの、たったひとつの人生、それは歌であり、
歌が、天から与えられた、おじさんにしかない人生、なのだ。
だからもし、たった一人でもが、その歌で慰められるとすれば、
おじさんの人生は、それだけで、意味あることになる……。

2．人間の視点から神（自然）の視点へ

さて、ここで、これまでの流れをざっと確認してみたい。
まず冒頭、『今が一番！』というコンセプトを提案した。
〈楽になる〉ための〈魔法の呪文〉だから、である。
次いで、その〈楽になる〉を具体的に示すために、
「気楽体」という治療法を、紹介、詳述した。
各位に、〈楽になる〉の実質を体験願うためであった。
(「気楽体」は同時に〈今〉を見る一方法でもあった。)

かくて、本・第4章では、
各位が「気楽体」で体験した〈楽になった〉〈今〉が、
実は、どのように『一番』であるのか？、
実証する……つもり、であった。
……と、この時、たまたま出会ったのが、
「ナンバー・ワンでなく、オンリー・ワンを！」であった。

道に迷っていて、ふと見知った場所に出くわし、
自分の位置がクリアーになる、そんな経験が何度かある。
急ぎの場合は別だが、目的地へ大まかな見当だけつけると、
後は感覚頼り、なりゆきまかせに歩くことがまゝあって、
ここがどこか見当すらつかない、という混迷にはまり込む。

ちょうどそんな中で、おじさんとの出会いはあったようだ。
盲目のテナーは、あたかも、見知った場所に私を導き、
一気に、私自身をクリアーに見せてくれたようであった。
なりゆきまかせの妙味、とでもいえようか？

いずれにせよ、なぜ、盲目のテナーに強く感動したのか、
少しづゝ少しづゝ、それがわかってきた。
実は、彼は私に、こう語りかけてくれていたのだった。
ナンバー・ワンになろうと否と、そんなことと無関係に、
人はいつだって、オンリー・ワンとして在るんだ。
オンリー・ワンとしてしか在り得ないのさ、と。

思うに……、
ナンバー・ワンを目指せば、苦しい。それは自明である。
99人がいて初めて、一人のナンバー・ワンは可能なのだ。
ナンバー・ワンは、いつだって、敵のただ中にいる。
絶えざる競争そのものが苦痛でないはずもない。

だが、たとえば、思いがけぬ災難に遭遇した時、
病を得、あるいは衰えや老いを感じ始める時、
つまり、トラブルと出会ったマイナスの時、
そんな時こそ、実は、チャンスなのである。
何故なら、そんな時は、誰だって、
ナンバー・ワンではい続けられないからだ。
結果、人は初めて、〈今〉を直視する。
初めて、〈ナンバー・ワン〉そのものを、直視する……。

……と、やがて、いつか、少しづつ、〈今〉が見え始める。
〈ナンバー・ワン〉の何たるか、が見えてくる。
ナンバー・ワンを目指す人生の何たるかが、見えてくる。

確かに、自然は、競争の場、ではあろう。
だが、競争原理とは、コトの一面でしかなく、
よく見れば自然は、むしろ、相互に深く依存し合った、
ひと連なりの全体の、共生の場、でもあるのだ。
オンリー・ワンとオンリー・ワンとが、共に生き合う場、である。

とすれば、テナーの言葉は、こうもいいかえられようか。
「ナンバー・ワンから、オンリー・ワンへ！」は、
「競争の場から、共生の場へ！」、と。

そしてさらには、「競争から共生へ」とは、
その実質において、こうもいいかえ得ないか？
「人間の視点から、神(自然) の視点へ！」、と。

しかもこの時、人はただ、
自分が、オンリー・ワンだと気づけばいいだけ！
今、あるがまゝの自分が、オンリー・ワンなのだ！、と、
ただただそう気づけばいいだけ……だと。

かくて、『今が一番！』とは、
今、あるがまゝ、そっくりそのまゝの自分が、
そのまんまで『一番！』、……と、そういう意味、であろう。

3．検証・『今が一番！』

今、あるがまゝ、そのまんまで『一番！』、
これが、本書でいう『今が一番！』の意味である。

が、もとより、これは非・常識的な意味であろう。

常識によれば、『今が一番！』とは、
最高度にハッピーな〈今〉だけを指す、からである。
現に激しい痛みに苦しみ、病気に悩み抜いている人が、
おー、ハッピー！、なんていうか？
『今が一番！』なんてどうして考える？

とすれば、一体、どんな風に考えれば、人は、
今、あるがまゝで『一番』などと、いえる？

仮に、現に今、あなたに解決不能のトラブルがあり、
人間関係の苦悩があり、孤独、恐れ、不安があり、
はたまた、不治の病や不快、ひどい痛みがあるとして、
つまり、いかにも最悪の〈今〉がそこにあるとして、
一体、どんな風に考えれば、人は、
そっくりそのまゝの〈今〉を、『一番』などといえる？

以下、実際の気楽体の臨床例に即しながら、
本当に、『今あるがまゝで一番』なのかどうか、
それぞれの〈今〉を、具体的に見つめてみたい。

ちなみに、本書はあくまで治療の書であり、
トラブル、悩み、不安など、諸災厄へアドバイスする、
いわゆる人生の書ではない。
しかし、病気とか痛みとかは、いわば“象徴”、なのだ。
最も具体的でわかりやすく、誰にでも平等に起こり得る、
あらゆる災厄の代表、に他ならない。
とすれば、ここで「臨床例を見る」ことは、結果的に、
人生のトラブル、苦悩、……災厄をも含め、つまりは、
ありとあらゆる〈今〉を見ることの象徴、ともなろう。

その上、臨床例を見ることは、あえて断るまでもなく、
読者自身の治療体験に代わり得る側面もまた、当然ある。
したがって、本書前半において、
〈楽になる〉一法として治療体験願ったと同様に、
他人の体験を知り、吟味することを通じ、
読者自身が〈楽になる〉一助に……、との期待がないではない。

取り上げた５例は、とにかく、“面白いもの”を選んである。
それぞれに、示唆に富む好例であり、なおかつ、
多角的に、数種の典型パターンを選択したつもりである。
とりわけ第５例は、あえて細部にこだわって、詳述したが、
治療が如何に全人的営みたり得るか、ご理解願いたいが故である。

3—1．今が一番！・E男さんの場合・50代；五十肩等

およそ初診の人に、『今が一番！』なる言葉が理解されるか？といえば、まず120％不可能！、だろう。

そもそも、その〈今〉が、どうしようもなく、どうにかして欲しくて、治療に来るからだ。

薬や現代医学的処置で片付く場合、人は決して、“未知”に身をゆだねたりはしない。

やれることは全部やった、が万策尽きた、……なればこそ、海のモノとも山のモノとも知れぬ領域へだって、目を向ける。

要するに、治療に来る誰しもが、『今が一番！』からはほど遠く、全身全霊『今が最悪』なのである。

そこで、せめて『最悪』を脱すべく、ワラにもすがりつく。それが、ごく普通の、オボレまいとする時の行動原理であろう。

E男さんも無論、ごく普通の人、である。

したがって、オボレそうになるとやって来、『最悪』を脱するや、ケロリ、日常へと帰っていく。

中小経営者という立場もあり、それも当然かもしれない。

人それぞれ、何かに気づく時、というものもあるのだろう。

初診は３年ほど前の春。

いわゆる50肩が、この時の主訴であった。

当時還暦ま近だったが、外見は温厚紳士で肉厚頑健。頚の太い、典型的高血圧症タイプだが、どこか神経質でか細げ。

ために常時、肩や首筋が張り、頭痛も多。ほぼ20年来、降圧剤（弱いものという）朝晩服用。尿酸値、肝脂肪も高い。

良性ポリープにより胃の$\frac{1}{3}$摘出手術、胆石手術のほか、若い頃より肋間神経痛頻発。30代にムチ打ち事故あり、これにより、肩項不快がより強くなる、……などが主既往歴である。

50肩は、およそ一ヵ月前、突発した。

全く何の前触れもなく、不意に、左上腕から肩へ、ガキッ！と激痛が走った、という。

それ自体は一過性に終わった。が、腕やからだの使い方により、グキッーンと激痛がつっ走り、その都度、息が詰まった。

無論、直ちに、整形外科受診。レ線など諸検査の結果、「特に異状なし」で、鎮痛剤、及び外用塗布薬を処方される。

が、共に全く無効。しかも、最初は時折りだった痛みの頻度が徐々に増加、いつの間にか、しょっちゅう、となる。のみならず、さらなる頻度増加傾向すら認めざるを得ず……。

……ことここに至り、万やむを得ず、知人の勧めに従うほかなく、戦々恐々、何をされるやら？、コワゴワの来院となった。

治療に入って即わかったことは、印象に反した、気への感応力の高さ、であった。

しかも何の予備知識もなしに、気という“未知”を受け入れ、感知する、そういう本質的しなやかさ、である。

それはたとえば、足が引っ張られる、伸されていく、腰が浮き上がってしまう、全身がすーっと軽くなっていく、などと表現された、気のからだ実感、に顕著であった。

一般に、このタイプは治りが早い。

気の実感が豊かなほど、自然治癒力も豊かなのだ。

よしんば、痛みや病状がいかに激しかろうと(病状の激しさ自体、治癒力の高さを示す)、からだ環境がうまく整えられれば、“勝手にどんどん良くなってしまう”タイプである。

とはいえ、〈現実〉は、そうそう単純ではない。

高い治癒力があってなお、人は病気にもなる。つまり、病気は〈なるべくしてなる〉のであり、そこには必ずや、固有の、様々な〈条件〉のからみがある。

ちなみにE男さんには、無自覚の〈力み〉があった。

常時緊張(＝労働)していながら、必ずしもそれと知覚されない、無意識の緊張(＝労働ならざる労働)である。

したがって、高治癒力が、過緊張の弊害を何とか解消してきたのだろうが、もはや、それも不可能！、と見るべきなのだ。

それが彼の〈現実〉、である。

必然、痛みが消えればそれでＯＫ、ではないのだ。今や静かに、〈現実〉に耳澄ますべき……まさにそういう時、なのである！

経過は、目覚ましいものだった。

初診時には、ズキン痛に加え、左腕前方挙上時、約130度限の運動制限もあったが、治療後、日常のズキン痛は消失、運動限度を越した痛みも、３～４割り方減など、軽快化は早かった。

２日後の２回目治療では、首筋に手当てするや、患部がズキンズキン痛みだし、しかし、それが、ただじっと観察してもらうだけで消える、という体験もあった。

以後、週一治療のペースに切り替えたが、痛み、運動制限ともに漸減。ほぼ１カ月後、肩は完治状態となった。

希有といってよい治癒力の高さである。

この間、無論、〈力み〉に関し〈指導〉もした。

基本的には、無自覚な〈力み〉の存在の実感、これが必須である。その上で、その〈力み〉を、時折、〈あるがまゝに観察〉してもらう。それだけでいい。

無論、日常的脱力が、そう簡単にできるわけはない。

が、かく〈課題〉だけインプット、時折意識化してもらえればＯＫという、この**気楽体的〈無手勝法〉**は、意外と有効である。

かくて、この間の経緯は、様々を含み、Ｅ男さん自身にとっても、従来にない“冒険”ですらあり得たようだ。

が、目下の痛み消失に伴い、彼は、来院しなくなった。

およそ２年のブランクの後、Ｅ男さんが再度連絡してきたのは、やゝ形を変えた類似痛・再出現のため、であった。

さすがに二度目とあって、今回は、対応も迅速だった。

１週間前、起床時、首筋に痛みが走った。単なる寝違いと違い、痛みは日々強まった。

とりわけ起床時が最悪で、じっとしていれば何とかしのげるものの、ちょっとでも動くと、“じんじん”来る。

だが、そこは件のスーパー治癒力である。

しばし、首を動かさずに坐ってい、その間、自己流『楽体』により、慣らす要領で、腰を中心にゆったり、静かに、からだを動かす、……と、じわりじわり、首の可動域が広がっていく。

結果、午前中はまあまあだか、疲労と共に痛みも急成長。

何とか“だましだまし”仕事はした。が、一段落しホッと一息、といった時来る痛みは、無防備なだけに、心底コタえた。

やむなく、早く帰って、早く寝る。が、翌朝は、再び、“じんじん”の繰り返しとなる。おー・まい・ごっど！

ブランク中（1年ほど前）に、再び、追突された、という。

軽度の事故だったらしいが、一応は病院に行き、X線検査等受診するも、異状なしとされ、「肩凝りの薬」？のみ服用。当初もその後も、特にそれに関わる違和感はない。

降圧剤は相変わらず朝晩2回、軽いものをずっと連用。結果、血圧は平均170―90辺りで「安定」？という。

動診すると、首の前倒しが最も痛く、不可、右に倒しての右回しも後首筋が痛み、不可、……などが現況だった。

治療経過はほぼ前回同様、まずまずだった。

確かに過去の治療体験は大プラスだったが、2年という歳月はやはり重く、治療効果に微妙な違いがなくはなかった。

また、同種の痛みの再出現とあって、本人は、さすがに“再”を、強く意識したようでもあった。

それはたとえば、痛みを、否定的不快としてだけではなく、むしろ、自然な働きと受けとめ、何かを学びとろうとする姿勢が、自然発生してくるような所にも、うかがわれた。

ちなみに、およそ2週間後、割とつめた治療回数で痛みは解消した。しかし、続く約1カ月間は週一、その後さらに隔週（月に2回）と、適切頻度を探りながら、結果的には約半年間、治療は継続されることとなった。

この間、「さすがE男さん！」といった件が幾つかあった。

たとえば、定期の血圧検診で、140—85という「驚異の数値」が出現。しかもそれが、具体的に、「身の軽さ」として実感されてもいて、結局、降圧剤の服用中止につながった。

この時、「身の軽さ」を、「歩行が楽になってきた」と表現したのだが、これも、さすが！に値するからだ感覚である。

昔、朝の散歩を日課にしたことがあり、あれっ！、あの時と似た歩きだゾ、と、何と、からだが思い出した、というのだ。

またたとえば、〈力み〉の去就も、その一例であった。

例の、**気楽体流『課題インプット・無為無手勝法？』**、即ち、〈力み〉の存在を意識化したら、そのまま何もせず、無為自然に発酵を待つ、例の酒精醸造法が美酒を造り上げた……のである。

当初数回の治療時、確かに、「はい、力みがありますネ」と、以前同様の〈現実〉を指摘した覚えはあった。

ところが、その後いくばくもなく、ある時、なぜか！、「あっ、力みが取れてるっ！」、となった。

これまた、そうた易いことではなく、また誰にも可能ともいえず、やはり、「さすが！」という他ない。

（この無手勝法は、神経症一般に有効なので、原稿では詳述してあったのだが、煩雑を避けるべく、今回は割愛した。）

☞さて、『今が一番！』、である。

まずは、この間の全経緯を通じ、E男さんの胸にちらっとでも『今が一番！』なる言葉が浮かんだ……であろうか？

やはり、120％皆無！、だったろう。

たとえば最初の50肩の激痛の最中、あるいは再来時の首の痛みの中で、一体誰が、『今が一番！』と胸を張る？

しからば、迅速に軽快していく途中とか、ハイ・エネルギー体験などの高揚時だとか、いや、痛みが完全に消えたその時だったら、必ずや『今が一番！』と……？

でも、実際上、そんな時はすでに、痛みなど問題外なのだ。

痛みに代わって、仕事やお金、人間関係などの諸苦悩が肥大化、結局、『今が最悪』に何一つ変わりはない、に違いない。

ごく普通の人は、誰だって、そんなものだ。

つまり、『今が一番！』という意識で〈今〉を見ようとしない限り、どこをどう突こうが叩こうが、人の口からそんなセリフは、金輪際、出てきはしない、ということだ。

しからば、そんなE男さんの各〈今〉に対して、なぜ『今が一番！』などといえるのか？

まず、本例では、50肩突発時点、ガキッ！と激痛が突っ走った彼の時を、いわば〈今〉の代表として、検討しておきたい。

『最悪』不快状況が、一体なぜ、『今が一番！』か？である。

もし仮に、「激痛が走らなかった」、と仮定してみよう。

当然、Ｅ男さんは何事もなかったように(事実何事もないのだから)、そのままの日常を繰り返すだろう。

何事もないとは、《日常性に問題なし》の意味だし、《何ひとつ変える必要なし、今のままでＯＫ》という、無言の現状承認、である。少なくともこれが、常識である。

となれば、「激痛が走らなかった」とは、「50肩にならねばならない状況がなかった」か、もしくは、「状況はあっても発症しなかった」か、のどちらか、となる。

「状況なし発症なし」は論外だし、また実際には激痛が走ったのだから、「状況はあった」わけだ。

既に何度も繰り返したとおり、病気になるのは、ならねばならない状況があり、必然的になるのである。(不思議にも、これは常識ではない！)

すると、「激痛が走らなかった」との仮定は、「発症の状況にありながら、発症なし」と解する他ないことになる。

するとさらに、いつ激痛が走ってもおかしくない状況にありながら、「発症したくも発症できなかった」か、「本当は発症しているのに、知覚できなかった」か、のどちらかとなる。

だが、激痛無知覚は、"末期的状況"でこれも論外。

故に、「激痛が走らなかった」とは、実際には、「激痛が走れなかった(発症したくもできなかった)」という理屈になる。

となると、とりあえずは痛みがないんだから万々歳か？、といえば、とんでもない！、だろう。

古えの賢者、良寛さんも喝破された如く、『災難に逢う時節には、災難に逢うがよく候、死ぬ時節には、死ぬがよく候』で、もし状況があれば、症状は表出すべし！、が◎である。

なぜなら、「発症しない」限り、状況とは無関係に、自動的に「何事もない」こととなり、「無言の現状承認」となるからだ。

その辺をどう解するかは自由だが、甘く見れば無自覚なまゝに、間違いなく〈末期的状況〉へ直行である。

結局、もし激痛さえなかったら、といくら好意的に仮想してみても、バラ色の日々などはなく、むしろ先行き、事態はますます深く、こじれるだけのことである。

つまり、然るべき時節に出逢うどんな災難も、発症も、一見、『最悪』にしか見えないかもしれない。が、実際には、まさに、かかる表層的ものの見方の方こそが、『最悪』なのだ。

また、もし激痛がなかったとしたら？、とか、気楽体と出会わなかったら？、などの仮想もまた、机上の空論に過ぎない。

現実とは、関わる条件が無限大である。だから、仮想は、何とでもいえるし、同時に、何もいえないことにもなる。

無論、蓋然性の高い仮想位は可能だが、どうせなら、〈激痛〉から何を得たか？を仮想してみる方が、ずっと有益だろう。

そこで以下、E男さんが今回の体験から何を得たか？、いくつか仮想してみることにしよう。

まず第一に、E男さんは〈からだを見る〉ようになった。

〈見〉さえすれば〈からだの内側〉では、様々な変化が起り、しかも〈見〉続けると、変化が促進される……。

そういう、非常に具体的〈気〉体験を、彼はからだで様々に体験したわけで、それにより、たとえば自然治癒力、気などという抽象概念が、いわば実体的に把握されるに至った。

しかも、それら“成果”は、全く予期外のものであった。

なぜなら、彼の知識には、〈気〉〈からだ〉〈見る〉などは、皆無、もしくは無に等しかった、からである。

だが、それは決して、ただ単に、彼の語彙の枠組みが拡がっただけ、を意味するものではないだろう。

人間としての枠組みもまた拡がった、と見るべきと思う。

〈からだを見る〉とは、実際、そういう奥深い可能性を含み、さらに、より一層肝腎なことは、その可能性が、そもそもハナから、５０肩の激痛と共にあった、という点である。

つまり、〈最悪の今〉こそ、実は『今が一番！』でもあった！

ん？　そうじゃないのか？

さらには、〈からだを見る〉ことを通じ……、

第二に、彼は〈あるがまゝの自分〉に目を向けるようになった。

たとえばこの間、従来は想像すらしなかった、自身の美点、そして問題点にも、彼は目を向けるようになっている。

美点のピカ一は、気への高感応力であり、高自然治癒力だ。

確かに生得能力は、あえて目を向けずとも、必要に応じ発揮はされよう。が、理解され意識され、目を向けられる時、その力が強まろうことは、他の潜在能力と全く同様である。

即ち、美点の〈あるがまゝ〉に目を向けることは、否応もなく、自ずからなる、美点の活性化ともなる。

他方、問題点は、その最大のものは、無自覚の〈力み〉だった。
それも、従来は、高治癒力が故に、かろうじて弊害を解消し得ていたと考えられるものが、もはやそれも不可能！、という現況に陥ってもいた、のであった。
だからこそ、まさに今、〈力み〉は、見つめるべき対象となった、……と見るべきだったわけだ。

さらに、〈力み〉に限らず、痛みの内には〈諸々の問題点〉もまた秘められてあったはずで、痛みを見つめたことで、彼はついでに、それら〈諸々〉をも、見つめてしまった、に違いない。
結果、〈諸々〉もまた見えてき、〈力み〉の解消や血圧の安定化などなど、それなりの成果もまたあがったのであろう。
かくて、〈最悪の今〉だからこそ、逆に、問題点が最も強調され、最も見つけ易い、『今が一番！』でもあった！
ん？　そうじゃないのか？

さらには、からだや自分の〈あるがまゝ〉を見ながら、
第三に、彼は、自分のからだと対話するようになった。

それは必ずしも、意識的な対話、とは限るまい。
現に、彼自身、以前と比べ、自分は何一つ変わったことはしなかったし、今もしていない、と考えていると思う。
が、からだのあるがまゝを見るとは、自動的に、からだの言い

分に耳澄ますこと、である。つまりは対話、を意味している。

そもそも、からだは常に、本人に語りかけており、どんなに無視されようと、その声が聞き届けられる日を、待っている。

だから、耳澄ましさえすれば、自ずと、対話は成り立つ。

してみれば、50肩の激痛とは、本当のところ、からだが懸命に呼びかけた、悲鳴の如き叫び、ではなかったか！

つまり、〈最悪の今〉が、実は『今が一番！』でもあった！

ん？　そうじゃないのか？

そして、からだや自分を〈あるがまゝ〉に見ることで、彼は、**第四に、かかる見方が、対象を自動的に肯定し、結果、からだや自分のあるがまゝを自動的に受け入れることになる、と知った。**

あるがまゝに見るとは、無批判に見ること、であった。

とすれば、即断言できることは、〈痛み〉を、人は、まず絶対に、あるがまゝになど見ない！ということだろう。

ところがE男さんは、いわばだまされて、痛みをあるがまゝに見させられてしまった(？)。

つまり、彼とすれば、何の魂胆もなく、ただ指示どおりにしただけなのに、その結果は、諸々のすばらしい体験であった。

体験の諸々は、自動肯定、自動受容がそこに起こったことを明瞭に示していよう。それ以外に、一体何が、それら成果を可能とし得たというのか？

要するに、〈最悪の今〉は同時に『今が一番！』でもあった！

ん？　そうじゃないのか？

E男さん、私はあなたに、そう、いいたい！

3－2．今が一番！・Ｆ子さんの場合・20代；肩こり、腰痛

前例は、実例としてはやゝ煩雑に過ぎた、かもしれない。

人生もからだも年齢と共に複雑化しようから、熟年者の実例から何かをいおうとすれば、多少の煩雑さはやむを得まい。

が、個々の治療そのものは、至ってシンプルなものだ。

シンプルとは、結果は割と明解！、という意味である。

そして、そのシンプルさが明解に表れるのは、いわずもがな、元気な若者の治療？の場合である。

第二例では、そんな典型的シンプル・ケースを見てみたい。

Ｆ子さんは、ピチピチ女子大生、である。

ふくよかでいて、スマート。その上、ふと、「いいお母さんになれそー」と感じさせてしまう、つまり、人柄の良さがそこはかとなく匂い立つ、そんなヒトである。

まさに『今が一番！』そのものだが、いかにもこの年代の若者らしく、《理想は高し妥協もなし》と、高みを熱望する風情で、おそらく、『今が一番！』など思ってみもしないだろう。

ご両親を介し気の治療は知っていたようだが、外見のしなやかさと裏腹に、肩こり、腰痛に手を焼いてもきたらしい。

肩こりは右肩だけにあるとかで、その形状を問うと、即座に、「せんべい、上っ面が凸凹したせんべい」と的確だった。

普通誰しも、不快部は直視しないから、形などわからないものだが、この当意即妙さは、モノをよく見ている証拠で、このヒトの明晰さの表われ、である。

腰痛は、長時間立ち続ける時にだけ痛くなるとかで、自然、日常的に、長立保持は避けるよう、注意もしている。

いずれにせよ、苦痛は軽度。したがって、不快との適切なつきあい方を身につけたい、とのニーズが受療の動機、と見た。

他には生理痛少々、手足指先に冷え少々と、症状もシンプル。

必然、治療経緯もまた、シンプル、となった。

まず、仰臥位で両足首を持つと、ほぼ即、上半身が熱くなった、との声があがった。もとより、気の感受力の大きさ、素早さ、のためであり、前例同様、治療家としては大歓迎の、〈からだおまかせＯＫ・勝手に良くなる〉タイプである。

次いで、件の、肩のこりが次第に重く、だるくなる。

見続けてもらうと、その重だる“せんべい”が移動を開始。

肩から首へ、さらに右側頭へ。……と、……やがて消失！

そこで、仰向けから伏臥位へと治療を進め、座位で確認すると、まだ“小せんべい”が残、という。

最後に、型どおり、残せんべいを見てもらいつゝ、海藻瞑想。

……結果、“残”も完全消失！

かくて、シンプル治療サンプルの上がり、となった。

ところで、一般に、どんな体験であれ、体験者がそれを体験しているとは限らない。理解の枠組みを超えていれば、理解できないため、「見れども見えず」で、体験しないも同然、となる。

そこで治療後、お茶を飲みながら、お話した。

からだは、黙って見ていると、自ずと、そこにエネルギーが集まり、結果、何一つせずとも、そこに変化が起ること。

しかもそれは、いつ、どこであれ、常に、起っていること。

ただ普通、一般に人は、誰しも、その事実をあるがまゝに見ようとはせず、理解しようともしないこと。

そして、以上が、今の〈体験〉の実質であった、などなど。

治療ですっきりした彼女の目に、輝きが増した。理解と共に、もう一つ別の何かが〈見〉えてきた……のだろう。

いわば〈もう一つ別のものの見方〉であり、それは、直感的には把握しながらも、無視してきた、内なるある部分を、あえて直視せんとするものの見方、……とでもいえようか？

そしてある部分とは、内なる〈女〉？、と私は見た。

思うに、彼女の内部に、いつからか、生命の“調べ”とでもいえるような旋律が、流れ始め、……と、内なる〈女〉が、それに呼応し、響き始めた……。

けだし、〈女〉とはそもそも、楽器であるのだろう。

高度の宇宙性、強靱性、神秘性を秘めた、楽器であり、もしそれが本人により正当に理解されれば、一段としたたか、しなやかな〈女〉性が、自ずと呼応し、からだ中に響き渡る。

女とは、かく巧みに造られた、神々しき性……、と、わが持論を、私は展開した。無論、彼女のニーズ（からだとのつきあい方を知りたい）が、〈女〉性の発揮にある、と読んだからだ。

巷間、〈女〉を揶揄して「男は頭で考え、女は子宮で考える」などというが、私は治療家として、むしろ畏怖と敬意の念から、同じセリフを女性たちに捧げてきた。

気による反応は、明らかに、女性の方が豊穣、多彩なのだ。

〈女〉とは、「頭だけでの考えの矮小さを熟知」し、「からだの智慧を尊重する」人種のことで、結果、からだは自ずと開かれ、対話がなされ……、豊穣、多彩は、ここから湧出する。

かくて〈女〉は、からだが実感し納得する限りは、論理的説明など要しない。子宮で考える人たる所以である。

そしてまさに今、その〈女〉に目覚め始める、ミニ女！

☞さて、『今が一番！』である。

一般に病気は、心身の矛盾が極まった時で、そこには、直視すべき、しかし極力直視を避けてきた“何か”があるものだ。

だからこそ、いかにも〈痛い〉キッカケもあるわけで、人はかく痛みを知りつゝ、人になっていく、のだろう。

とはいえ、必ずしも、〈痛いキッカケ〉は必須ではない。

Ｆ子さんのように、キッカケは痛くなくても、気持ち良く快適に〈見る〉方法が掴めれば、これに越したことはなかろう。

思うに、彼女自身、《なぜ、今、治療が必要か？》、よくわからずに来院したのかもしれない。

だが、内なる〈女〉と、それを〈見る〉方法を多少なりと知ったとすれば、その《なぜ？》は、少なくとも、彼女の子宮によっては、理解され得たろう、……そう私は考えたい。

とすれば、そんな〈今〉こそ、実は『今が一番！』だよね！

ん？　そうじゃないのか？

3―3．今が一番！・G子さんの場合・20代；原因不明痛？

Ｅ男、Ｆ子さんと、『今が一番！』を検証してきた。

治療とは、かくも奥深い、《覗きカラクリ》みたいなものだが、Ｇ子さんの場合もまた、負けず劣らず、豊穣、多彩であった。

諸般の事情から月一治療だったため、前回治療時の記憶はほぼ薄れており、結果、治療開始の時にはいつも、白紙でスタートする"期待感"があった。

無論、間遠だからそうなのではなく、今日はどんな絵模様が見れるかな？、という、それは、子供っぽいワクワク感だった。

いわば彼女の治療は、《生き物》であり、その〈呼吸〉をとらえ、臨機応変にそれに乗っていくと、即押し返してくる、生命の躍動の如きが実感される、……そんな体のものでもあった。

Ｇ子さんは20代半ばの新婚さん。キャリア充分な幼稚園の先生でもあり、職業柄、いつも透き通った声を朗々響かせる、ひとみキラキラ・明朗・しなやか・若奥様、である。

来院のきっかけは、原因不明の痛み、であった。

無論然るべく通院し、精密検査も受けた。結果、異状なし、で、やむなく、ただただ耐えてきた。

そこに、新たな症状が重なり、万事窮しての来院。これがいきさつの概略である。

痛みは生理がらみで、右・排卵時に強い差し込み痛が、右卵巣辺に出現。強弱の波はあれ、痛みが生理時まで続く。生理とともに楽にはなるのだが、その痛みが発端だった。

もともと排卵時は不調で、やたら眠く、だるくなった。それが、２年ほど前、引っ越し前後からさらに悪化。頭痛に加え、ズキンズキンと、卵巣辺の差し込み痛が始まったのである。

それでも痛みは隔月だし、持前のひとみキラキラ・ガンバリズムで、何とかやり過ごす。が、さすがにある時、不安で耐え切れなくなり、婦人科の精密検査を受診。

結果は「原因不明」。で、結局、何をするでもなく、ひたすら〈その時〉を耐えた。

ところが、ここ数ヵ月、今度は、右卵巣部のすぐ脇、右股関節辺に、不快な、違和感？が出現し始めた。

それは痛みとは違って、開脚し、重心を乗せ、小走りしなど、動作や体位の変換の初動時、あっ、股関節が外れる！、と感じられる、冷や汗ドバーッの超・不快感だという。

かくて、さしものひとみキラキラ・ガンバリ若奥様も、こりゃあヤバイぞ！と、御輿をあげたわけである。

生理はもともとが不順、34〜39日周期で遅れ気味。他には、10代からの超強力便秘。手、足の冷えなどがある。

治療は、見た目のしなやかさそのまゝに、気に対し、際立ったしなやかさで反応する、といった塩梅で始まった。

たとえば、２回目の治療では……、

仰向けで項下に右手を入れ、左手を腹にかざす治療スタイルで、本人には下腹部辺を観察してもらう。

……と、まず右下腹に“ちょうつがい”様の〈物〉が見えてき、さらには、へそ左横に、丸くて太く長い〈物〉（口だけありパクパクやっているミミズのような物）が出現。

それが徐々に下部へ移動、膀胱でひるがえって、へそ上部へ、など遊び回ったあげく、「あれ、もう行っちゃうの？」という感じで消滅。結果、それまで出口なしの暗闇だった辺に、うっすらと光る出口の如きが、見え始める……。

と、何やら深夜劇場の古ーい白黒ハリウッド映画みたいな経緯が、治療中、〈見たなり〉として語られたのである。

こんな経緯が基本パターンであって、実際には、治療の都度、〈物〉の形や色、質、動きは変化する。

その上、適宜、私の臨機応変な思いつきの指示が加わるので、それに反応しつゝ、状況は有為転変していく。

ついでにいえば、月一は、やはり最少回数の治療なので、各回に〈宿題〉を指示した。鋭意努力が前提の約束事である。（初期には、楽体、海藻瞑想による、歪みの自力調整が主眼。）

かくて、最初の3カ月後（例の排卵痛のためもあり3カ月程で変化が判明。この間排卵2回）、熱心に“宿題”に取り組んだせいもあって、痛み、違和感の質、量ともに、明確に減。

具体的には、痛みはほぼ半減。痛む日数も3，4日に減り、股関節部は、気にならなくなる。予測通りで、先行き楽観となったが、意外や意外、問題の根は深く、状況は横這い化する。

そして面白いことに（失礼？）、やがて、本人も意識すらしなかったろう〈潜在〉部分が、表だってもくる……。

第２期・３カ月（５～７回）はその横這い期で、確かに進展は少ながら、同時にエネルギー貯えの時、でもあったようだ。

またたまたま、園の大行事も重なり、その準備で超・多忙な中、連日８、９時までの残業をこなしつゝ、一方では、疲労増大と痛みの相関関係がわかるなど、それなりの成果もあった。

そんな状況下で例の“ハリウッド調”が展開されるのだが、たとえばそれは、こんな風であった（第５回目の治療）。

仰臥位で患部に直接手をのせ手当。と、痛みが板状の〈物〉として出現。見てもらうと痛みはどんどん強まり、本人は笑いながらイテテテ……と逃げる。そこで、どうしたいか尋ねると、くの字形になりたいという。

くの字になってもらう、と即楽になる。が、やがて痛が再出。そこで姿勢を微調整。くの字に楽な姿勢を上乗せ、しばし保持、観察。……と、やがて楽になり、ＯＫとなる。

こんな経緯など明らかに、治療が《生き物》みたいに、対応に応じ返してくる、生命の躍動を感じさせるものだったし、また同時に、明らかに、歪みとの相関を類推させる材料でもあった。

類推ついでにいえば、便秘はまだ無成果で、不可解だったのだが、《超・高効率なからだ》を類推、ウンチは微量でＯＫ・吸収率抜群のスーパー・バディー！などと、大笑いした。

さらに大笑いついでにいえば、そもそも例の痛みには本当に実体があるのか？、真実はでっち上げじゃないのか？、に始まり、〈少量の痛み〉を“高効率”に巨大にでっち上げてしまう高能力についても、大いに賞賛、タタエあった。

かくて、次の第３期・３カ月（８～10回）は、思わぬ新展開を見せることとなる。予測外の〈潜在部分〉が出てきたのだ。

思えば、大笑いしたこと自体、相当の刺激となって、新展開を切り開いた可能性だってなくはない、かもしれない。

ちなみに、笑いあった次の第８回、治療中初めて、彼女により「右股関節の自己主張」、という言葉が使われている。

そこで私は、園児に対するよう、共感的にその言い分を聞くことを指示。結果、痛みの軽快化も起こっている。

しかも、この経緯自体、さらなる伏線ともなったようだった。

次・第９回、この回の治療は、彼女にとって、期を画する出来事、大袈裟にいえば、人生の一つの節目とすらなった。

治療の中で、初めて、涙を見せたのである。

無論、涙自体どうこうではない。ただ、この涙とひとみキラキラとがどうしても結びつかず、……が、まさにこの結びつかなさ辺りに、問題の根は深く深く潜在していた、ようであった。

彼女によれば、前・第８回の〈宿題〉で「股関節の自己主張」につきあっている時、なぜか、ふと胸苦しくなった。

だから、何か出てくるゾ？……と第９回への懸念？があったらしく、案の定涙の中に、自分像が、くっきり見えた、という。

それは、作られたイメージに合わせようと、無理矢理、それを演じ続けている自分、であった。

《ひとみキラキラのガンバリ屋》が自他ともに認めるイメージだが、本物は決してそんな風ではなく、不満も抱え、不安にうなじを垂れ、苦しそうに丸まった、いじけたヤツ、なのだ。

ああ、このまゝじゃいけない！　このまゝじゃ、いずれ化けの皮も剝がされようし、それ以前に自分自身疲れ果て……。

何とかしないと。でも、どうすればいい！、わからない！

と、こんな救いのないジレンマにはまり、誰にも相談できず、ひたすら消耗するだけの、独り相撲に苦しむ、……自分！

………と、これに対し、概略以下を、私は語った。

治療に来る人は誰だって、このまゝじゃいけない！、何とか治してもらわなくちゃ！って気持ちでやってくる。

ところが、気楽体では、治そうとはしないのだ。

のみならず、病気や痛み、不安、苦しみなど、本人が決して見たくはない当のものを、見つめさせられる。

なぜなら、直視を避けてきた、病気や痛みそれ自体が、同時に、からだが自らを癒そうと尽力する〈治療〉だからだ。

見てさえいれば、いつかは、それが見えてくるかもしれない。

だから、……と私はＧ子さんにいった。

何一つ変えなくたっていいよ！、今、そのまんまでいいよ！

ただし、変えないかわりに、〈そのまんま〉の自分を見る！

つまりは、不満、不安で醜い自分、それを隠し、ひとみキラキラを必死に演じる自分、そんな自分を嫌悪する自分、あがく自分、そして、泣き出す自分……、そうした諸々の自分の、そのまんま、あるがまゝを、ただ、見る、それだけでいいよ！、と。

と、何が見える？……それは、無論、誰にもわからない。

でも、確かなことは、あるがまゝを見れば、自動的に、対象を受け入れたことになる。なぜなら、あるがまゝとは、無比判にの意味だから、あるがまゝを見ていれば、それだけで、そのまんまを認めたことになってしまうんだネ。

たとえば《醜い自分をあるがまゝに見る》とは、醜さは何一つ変わらず、受け入れ難さも変わらない、が、そのまゝ、醜く、受け入れ難いまゝ、無比判に見ている……、という意味だ。

結果として、一切何も変わらないまんまで、実質、醜い自分を受け入れたも同然、それも自動的にそうなってしまう！、という所が感動モノなんだ。

だって、否定しながら無比判、などあり得ない。無比判である限りは自動肯定の他ないのだ。結果、自動的に、受け入れたも同然となり、……つまり、要するに、これは詐欺！なのさ。

良くいえば、方便だが、どっちにせよ、ダマシてでもいいから、見させちゃえ！、そうすればいつかは必ず、何かが見えてこよう、……そういうコーカツきわまりない仕組みなんだから、と。

ちなみに、次・第10回治療において、G子さんは、こんな風な〈見えたなり〉を語るようになった。

最初、右股関節部に乳白色で帯状の〈違和感〉が見えたのだが、やがてそれが消え、自分のからだ全体が黄緑色、になった。

後で聞けば、従来は、茶色系の自分だったという。当然これは、何かの象徴だろうが、それが何か、詮索するまでもなかった。

寝耳に水ながら、治療後、彼女はこんな思いを語り出した。

前回の涙によって、転職し、自由に生きていくフンギリが付いた、実にすっきりした、軽やかな心境になれた、と。

またこの回を機に、月一の治療を増やしたいとの意向があって、治療回数は隔週(月二）となった。

結果、彼女の心身の回転は一段と早まり、面白い経緯がさらに続き、また念願だったとかいうフラメンコ入門など、〈本来の彼女〉もまた、静やかにだが動き始める。

今、執筆時点で、一応の総括評価を試みるとするなら、初診時の主訴に対し、残は約２割、と私は診る(ちなみにご本人の評価は、やゝキビしく、３割残だそうだ)。

無論、数字化は仮のものだし、また既に全局面で、彼女の諸々もまた質的変化を遂げており、それとて数字化など不可能だ。

何か象徴的と思えなくもないのだが、彼女との出会いのきっかけは、〈原因不明〉の、不可解な痛みのため、であった。

しかし、考えてみれば、実は人間それ自体、不可解そのもの、〈原因不明〉そのもの、ではないか！

すると、彼女の治療とは、実は、不可解な痛みを不可解なまゝに、面白がり遊び楽しんだ。すると、不可解にも、痛みが勝手に緩み始め、不可解にも彼女自身が、自らを解き放ち、楽になる道へと歩み始めた、……だけだったかもしれない。

もとよりこれは私の色眼鏡で見た、個人的見解である。

だが、もしそうだとすれば、不可解な痛みがそもそも出現した時に始まり、その後いかなる不可解な時点においても、あなたは『今が一番！』であり続けた……、と私はＧ子さんにいいたい。

そんな不可解な！、説明にもならんワイ！なんていわんと、不可解は不可解なまんま、遊んだらええのんとちゃいます？

3—4．今が一番！・H美さんの場合・30代；過激体質？

からだという〈不可解〉とじっくりとつきあおうとする気楽体にとって、前例のように原因不明だとか、いわゆる半病人の如き〈不可解〉なタイプは、どちらかといえば、得手である。

冷静に考えれば即わかるとおり、〈不可解〉とは、今支配的なものの見方からして不可解なだけで、少なくともその見方からは理解し難い、というに過ぎない。

ある特定の見方を唯一絶対とし他を一切排除することは、無論自由だが、かかる頑迷固陋こそ、むしろ〈不可解〉である。

そもそもからだにはからだの合理性があろうから、あるからだ観で不可解なら、即、異なるからだ観から見直してみる、これがからだというしなやかさに相応しい、しなやかさ、ではあろう。

さて、H美さんはかなり〈不可解〉な女性、である。

ただ、その〈不可解〉さは決して超越的なわからなさではなく、むしろ充分に理解できる、即ち〈可解〉でありながら、なおかつ、やはり〈不可解〉、……なのである。

最初、話を聞いて、びっくりした。

「エーッ、ウッソーッ！」の世界であり、〈過激体質〉などと過激表現する他ない話で、誰だって耳目を疑うに違いない。

そんな体質のセルフコントロール、それが彼女の希望だった。

〈過激体質〉とは、具体的には、こうである。

たとえば日常、仕事中、不満、面白くないなど不愉快な局面に出くわす。と、なんと、即、腹が膨れ始める。

つまり、いわゆる〈腹膨るる〉ような時、単純素朴、文字通りに、腹膨るるのだ。それも目に見えてマンガ的に、超特急で！

急速にガスが溜まり始め、あれよあれよという間にパンパンになる。はち切れんばかりになって、無論苦しむ。

さらにそのパンパンの周囲がピリピリ痛みだす。それがたちまち全身に拡大、痛みと苦しさで、収拾がつかなくなる。

ほぼ１時間でそこまでいくとかで、やむなく休息するなどし、心身を休め、なだめすかし、……と、徐々に回復はする……。

あるいは、〈精神的不快〉を見せられた時、ピッと一気に全身が総毛立つ。寒い時でもカーッとして汗が噴き出す。急激に肩が凝り、固まり、激しい頭痛がし、遂には、失神する……。

いわゆるヒステリー体質の範ちゅうではあろう。

だが、普段の挙動やあり様のどこにも“らしさ”はなく、また並以上に仕事も社会生活もこなすキャリア・ウーマンでもあって、私としては、驚きあきれつゝも、深くため息などつきながら、なんて〈過激〉な体質だ！、と頚をひねった次第だった。

ちなみに、初診時、既往歴が語られた中にも、〈過激〉ぶりは、遺憾なく発揮されている。

たとえば、パソコン相手の仕事柄、目の負担は相当なもので、頭痛や目奥痛は常時らしく、一時期それがひどくなったとかで、眼科で、網膜上に炎症の跡があり、何と、それが水ぶくれ化している、と診断されたらしい。

ナントカ病とかいうらしく、そんな病気自体が驚きだったが、えっ、そんな！、と、さもありなん！、とがごちゃまぜになった、複雑な印象ばかりが残響したことを覚えている。

あるいは、3歳頃、引っ越しによるらしい欲求不満から、あっという間に自家中毒を起こし病院に担ぎ込まれたとかも、目が点の他なく、まさに栴檀は二葉より芳ばし、の口であろう。

他の症状としては、重症の生理痛があった。

これまた、あたかも腰にぶら下がった誰かを引きずって暮らしてるが如き、重ーい痛みだとかで、冷や汗タラタラのため、鎮痛剤を手離すことなど、絶対に考えられない。

また精神状況により、便秘と下痢のくりかえし多、などなど。

話は前後するが、H美さんは30代前半で独身。ファッション雑誌から抜け出たかのスリムなタイプで、職業はグラフィック・デザイナーである。

既往症としては他に、小学生の頃、アトピー性皮膚炎があった程度。これは、母親お勧めの漢方薬で治ったそうだ。

からだへの興味もなくはない。ただ思いつきは多々あれど、飽きっぽく、長続きしない、……らしい。

で、実際の治療だが……、本稿を書くべく、改めてカルテを読み返してみて、ある〈象徴性〉が読み取れると、気づいた。

確かに、治療回数の少なさ（10カ月に不定期10回）故に、全体が見渡し易いのだが、各回がその都度、新局面を展開するといった経緯は、やはり〈象徴的〉何か、を感じさせる。

H美さんの治療は、結局の所、そんな〈自分〉とのつきあい方を真摯に探ってきた彼女自身の象徴、ではなかったか？

自分で自分の首を平気で締める？そんな生を生きてき、生きていかねばならないとしたら、そういう自分とどうつきあうべきか、必死に模索する他ない、に違いあるまい。

そこで、自分をコントロールする術を身に付けるべく、治療に臨んだのだが、実際には、思惑とは裏腹に、次々と〈自分〉に直面させられ、結局H美さんは、繰り返し〈自分〉という〈現実〉を見せつけられ、確認させられた、のではなかったか？

人とつきあうには、その人を知る他なく、自分とつきあうには、自分を知ることだろう。とすれば、結果として彼女は、それが今最も必要なるが故に、治療の都度、繰り返し繰り返し、何度も何度も、自分自身を突きつけられた……。

つまり、各回の治療のそれぞれが、実は、彼女を〈象徴〉するもの、彼女自身そのもの、……だったように思われる。

以下、具体的に、〈象徴的〉治療の実際像を、見ていこう。

初診時……、

仰臥位で足を持ち、からだを見てもらうと、あちこちに様々な変化があり、そこそこに楽しんだようだ。

高エネルギー、という彼女の現実を、私は指摘した。

〈思い〉をさっと実現してしまうその能力の危うさを、先ず何より、彼女は理解すべきだった。

そこで、“良い子ちゃん”を演じながら、自分で自分を見ず、演技とすら気づかないままに、その〈思い〉を次々に実現してしまう……、そんな超能力少女が大人になったとしたら、一体どんなか？といった、思いつきおとぎ話を話した。

第２回目、不快で、息があがり、胃が痛い、という。
そこで、仰臥で、胃の痛みを観察してもらう。
と、痛みの実体の半分はたまったガスのせい、残り半分は息苦しさのためとわかった、という。
そこで、横隔膜を意識する形での横隔膜式呼吸を指導した上で、冗談めかしてこんな風に雑談した。
普段から呼吸が浅いのは、自身に充分なエネルギーを与えず、相当な底力を持つからだをも、正当に偶してはいない証拠。特異で過激なあのガスのたまり方は、実は、そうした不当待遇への、からだの正当な抗議と改善要求の実力行使、ではないのか！

第３回目、来るなり、下腹の痛みが、ただ見ているだけで消えた。そんな体験が、３～４回あった、と話す。
またなぜか、従来あまりに自己中だったと気づき、何でも思い通りにしてきた自分がはっきり見えた、などという。
案の定、治療中、左小指に痛みが出。見てもらうと、子供の頃、祖母にその指を引っ張られ歩かされたこと、を思い出す。
当時は、子供なんだからもっと甘やかしてくれても……、と不満にしか思わなかったのに、今ふと、おそらく何か理由があったはずで、なぜもっと理解してあげ、やさしくしてあげられなかったか、悲しくなった、という。
そこで「ありがとう、ごめんね！」、を祖母に告げてもらう。

第４回目、たまたま生理初日の最激痛日に遭遇。
やっとたどり着き、立っていることすらやっとの最悪状況から、治療を通じ、見ることで、快適になれる、と実体験。

見ることの何たるかが、はっきり明確に、からだで理解できた、決定的一日となったようだ。

治療そのものは、まず仰臥で、項と下腹にそれぞれ直接手を当て、激痛部を見てもらう。と、痛みが移動開始、ついていくと、臀部へ逃げ、しばし留まり、……などの後、足先へと逃げる。その後、足にこわばりが出現、さらに足先の急冷なども出現。

次いで伏臥での腰仙部手当、とろけるようで、快そのもの。

その後、今の体験を踏まえ、生理への対処方を指導。のみならず、余勢を駆って〈見る〉ことの諸々をダベりあう。

以後２回(第５，６回)、母親の膝関節炎の痛みや父親の病気が話題にのぼり、そのための治療法指導が中心となる。

なおこの間に、一回生理があって、〈見る〉ことで、より楽に経過できるようになった、と報告あり。

第７回目、目の酷使により、痛みの訴えあり。

頭側に回り、項及び両眼をおおうような形で、手当治療。

途中、例の、炎症後の水ぶくれとかいう目奥痛が、実は、何と、恋人と別れて「絶対に泣くもんか！」とがんばった挙げ句の結果だった、と不意にわかった、という。

第８回目、ここ最近、なぜか右腹痛が多い、らしい。

そこで、その辺を見てもらう。と、その頃引っ越しし、急きょ、両親と同居になったとかで、そのため、父親への気づかいが多となり、それが腹に来ていた、と理解。

思考こそが最も〈見る〉べきやっかいな対象であり、なおかつ最も〈見〉えにくいもの、などとアドバイス。

第９回目、ハラ具合が大分良くなってきた。

従来はほぼ連日、“つまらぬこと”が即ハラを直撃、不調をかこってきた。それが２，３週間に一回程度へと、大幅減。

徐々にであれ、自ずと〈見〉え始めたのだ、と私。

治療に入り、妙に良い感じがあって、？？と思って聞くと、実は新・彼と急接近、なんと、婚約した、という。おめでとう！

が、確かに、良条件化での良化は、悪いことじゃあない。でも、それだけでは、悪条件化すれば即悪化、かもしれない。

条件に左右されたまゝ、条件が見えなければ、いずれその結果は受ける。大切なのは、あるがまゝが見えること！など指摘。

おめでたい時に、おめでたくないことをいったわけだが、無論、H美さんが、過激体質で思い入れが強いタイプだからだ。

現に、良いイメージでプラス思考を、と既に何度も試みてきたとかで、その手の試みは、あくまでプラスだから良いとの無邪気な思い込みから、手を変え品を変え、繰り返されがちなのだ。

だが現実には、人は、物事を悪い方へ悪い方へと考えたがるもので、特に彼女は、自動的に描いた悪イメージの自動的結果たるガス騒ぎや失神の苦痛を、存分になめてきたはずだった。

第10回目、生理は明確に軽快化。仕事量多で、頭、目奥、肩に痛あり。が、楽になるのも早くなってきている。

治療に入り、あれこれ見えたなりをいうのだが、注意して聞いていると、手足にのみ集中。この頃、たまたま骨盤内の最深奥筋、腸腰筋に注目し始めていたこともあって、「本質を避け、末端ばかりを見てはいないか？」と指摘。本人も同意する。

かくして、諸般の事情もあり、一応の治療終了となった。

☞さて、『今が一番！』、である。

すでに述べたとおり、彼女の治療は、象徴としての〈自分〉を見つめる練習であった。そのため、からだは、然るべく、様々な〈自分〉を見せてくれた、のであろう。

となれば、その様々な〈自分〉とは、実は、『今が一番！』の諸相に他ならなかった、とはいえないか？

少なくともそれが、治療者として現場にいた私の実感だ。

治療のなりゆきは、あたかも巧みに設定され、〈自分〉をしっかり見いだすべく、過不足なく仕組まれてもあり、となればやはり、『今が一番！』こそが、その実態の最適表現か、と思う。

然らば、治療以前の彼女は、どうだったか？

不快に直面し、あっという間にハラふくれ、失神し、と、まるで子供みたいな心身相関に苦しんだ、まさしくその最大苦痛時、本当に、彼女は『今が一番！』であり得たか？

無論、イエス、だと思う。

なぜなら、ありとあらゆる条件下で、その時、最ベストな選択、それがハラふくれや失神であった、はずだからである。

『祈りそして働け、後は神様が良きに計らってくれよう』

とはある宗派の教えだそうだが、ハラふくれも失神も、実は、からだという神様の良き計らい以外の、一体何であろう？

そして、仮にもし、そもそも『今が一番！』がまた、からだの神様の良き計らいでないとしたら、一体誰が、安心して祈りそして働く、などできようか？

3―5．今が一番！・I恵さんの場合・30代；多発性チック症

神様の良き計らい……、と気軽にいっても、話は、超人智次元なのだから、人間の目に、その深慮遠謀が見通せることなど、まずはないだろう。

だから現実には、「神も仏もあるもんか！」などと罵倒していた者が、いつか一転、「やっぱ、神様が手貸してくれたんかナ」と、神様の〈手〉の先でも目撃したかにいい出す……、とまあ、その程度が精一杯の所だろうか？

いずれにせよ神様がなされることは〈神業〉なのだから、その手の内を見抜くなど、とてもとても、である。

とはいえ、以下の治療経緯をお読み願いたい。ここに、前例とはまた違う、人間を超えた何かが、感知されないだろうか？

神の〈愛の息吹き〉とでもいえる、風のような、何か……が。

治療を通じ、I恵さんは、大きく変わっていく。それはやはり、前例同様、自身を、繰り返し見つめさせられたためであろう。

結果、おそらく彼女は、こう感知したのかもしれない。

自分自身の中にも、本当のところ、自分を超えた、風のような何か、が吹いている、らしい……と。

I恵さんは30代前端、空手歴5年と野性味も充分の体育会系、かつ自称（他称も）お笑い系の、元気ネエちゃん、である。

性すこぶる純朴、空竹を割ったようなさっぱり人間で、あたかも歩く《晴れ女》だが、その実、本人にいわせれば、実態は、あの暗ーいジメジメ梅雨女とかで、というのも、司法試験・連続挑戦・女十年選手、である。

つまり、晴天・お笑い系は、あくまで今現在の、世を忍ぶ仮の姿に過ぎず、実は、ほんの一昔前までは心身の芯から、今とは陰陽全く反転した、真暗闇系！、だったという。

以下、彼女が自主整理してくれた「経過記録」を基に、カルテ記載も合わせ、如何に“陰陽反転”に至ったか、書いてみよう。

ちなみに、その「経過記録」とは、なるほどこれが法律屋さんの脳ミソか！、とウナる体のもので、詳細かつ端正、整然かつ見易い、何と、まるまる一冊分のレポート箋、であった。

それも、実際には、十枚程のメモが先行し、補充聞き取りからニーズを察知した結果、自発的に書き直すという経緯があった。

さらに、心療内科医によるカウンセリング記録のコピーまでもが添付され、あたかも即裁判開始ＯＫ？、の風情だった。

お陰さまで、ざっと目を通すや、それだけで頭がすっきりさっぱり、“法学部的”に整理整頓されたようであった。

初診はほぼ４年前、である。

きっかけは、不可解な不随意運動の出現、であった。

当時、知識は皆無。チックなる言葉も知らなかった。

真夏のある夜、入浴中、突如、からだがゆらゆら、独りでに、揺れ始める。さながら酩酊状態で、ヨタヨタと、足もとすらおぼつかない感じだった。

さらに翌日、一層激しく動き出す。意志に反し、もしくは理不尽にも何者かに手足をとられ、勝手に動かされる、実感からいえば、きつねだかに取り付かれた如き、異様な動きだった。

ただ、動きそのものは決して不快ではなく、止めようと思えば止まりもするので、むしろ、気持ち良さのままに、日がな一日、自室でキコキコ、動きに身を委ねた。

するとからだも温まり、あちこちに快適なかゆみも生じ、確かに一方では！？で、とても受け入れ難いのだが、どこかで受容、面白がっていた……ようでもある。

それでもやはり、病気か？！との不安はぬぐい難く、何科を受診すべきか、本屋で「家庭医学辞典」を手に取る。けれど、症状に当てはまる病名が見つからず、焦る。

が、たまたま『気楽体』なる本だけが、その特異な動きを肯定的に自動治療運動（ラティハン）ととらえており、ワラにもすがる思いで電話する、……と、これが来院までの概略であった。

既往症は特になし。全身のかゆみ、足のむくみで検査。一過性の血尿、蛋白尿が指摘される。他、中程度の交通事故あり。

むしろ注目すべきは、置かれた状況、及び精神状況である。

チックとは、からだ深くからの動きで、《かく動くことで、かく動かねばいられない何かが、自ずと満たされた状態》だ。

即ち、かく動かねばいられない、抑圧された何かが内深くあり、ふとタガが外れた拍子に解放された姿、それがチックの〈症状〉である（かかる心身相関説に対し、最近、脳内の何らかの化学物質に還元せんとする代謝異常説が浮上している）。

したがって、まずは抑圧の諸相が、理解さるべきなのである。

抑圧の第一は、当然、万年受験生活、であろう。

疑いもなく、それは巨大抑圧だが、現実には、いみじくも彼女自身の表現「受験失敗により、自分が何者でもなくなっていく不安」の方が、はるかに効果的、実際的抑圧かもしれない。

初めてその言葉を聞いた時、晴れネエちゃんの心の奥深く、奈落の如き暗闇をかいま見た思いで、胸詰まる気がしたものだ。

彼女は常に、不安定な〈保留〉状態を生き、また、生き続けなければならない。それが彼女の現実だった。

「何者でもない自分」とは、そのようにも絶望的現実を生きねばならぬ者の、深い深い悲しみ以外の、一体何であろうか！

そして一体誰が「何者でもない自分」なんかに耐えられよう！

加えて彼女には、両親という特大プレッシャーがあった。

外科医の厳父と過干渉な母との圧力は、並々ならぬものがあったようだが、その実態は、追々に、語られよう。

初診時、記憶はほとんどない。

目パチパチや口モゴモゴ手足バタバタのラティハンの激しさと、一枚岩みたいなボディーの動きの固さは特徴的だったから、当然、それなりの指摘はしたはずである。

遠隔地でもあり、治療は月１～２回と決め、さらに〈見る〉練習＝瞑想も必須なので、のんびり急ごう、を基本方針とした。

第３回目、「記録」に重要記述あり（カルテは無記載）。

坐位で、首と額とを両手ではさむように手当中、なんと、突如、丸い固まりが、首の中からポーンと、どこかへ跳び出した！、というのだ（カルテ無記載は、重要とは読まなかったためか？）。

それは一種の〈つまり〉とかで、ただ、以前は全く気づかず、つまる感じも皆無だったのに、消えたが故に、ああ今までは何かがつまってたんだ、と気づいたのだという。

これは、決定的な体験となった。

今までは正直いって？¿∾·だった治療に、〈信頼〉の核が芽ばえた、らしい。重要記述とした所以である。

あたかも、同時期、通院先の内科医に「あなたみたいな人は見たことがない」といわれ、大ショックを受けている。

同じ心療内科では、カウンセリングにより、両親の問題を指摘される、が、指摘のみ。その上無用としか思えない検査と薬を出すというので、話し合い、根本的治療にならないと判断、見切りをつけ、通院も止めた。

そんなこんなで、人にはいえない恥ずかしい病気とのイメージもでき、医者も当てにはならず、ダメージは強烈だったが、自ら退路を断った気がないでもなかった。おかげで、宿題の『楽体』と『瞑想』に、毎晩、深刻な形相で取り組むハメ？　となった。

無論、勝算あっての取り組みではない。とりわけ『瞑想』には偏見があって、マトモな人間はやらないもの！ と決めつけていたから、むしろ悲壮な形相で？坐った、らしい。

一方、治療の方はといえば、毎回、眠りこける有り様だった。

治療中の眠さ、だるさは無論のこと、帰りの電車ですら、しゃがみ込みかねない程で、当日帰ってから及び次の丸一日、ひたすら眠り込む、そんな風であった。

しかし、眠さにもそれなりの理由があるはずで、とにかくからだに任せ、眠りたいだけ眠ってやろう、と決め、従来の、我慢してでも勉強を！式発想は、捨てた。

治療後、極度に喉が渇いたのも、奇異だった。

こんな状況下、休日など、家で瞑想しようものなら、ほぼ半日、ラティハンの大安売りとなった。止めようにも次々にグイグイあふれ出る感じで、正直いって、もうやけくそ！だった。

10回目頃から、眠さは相変わらずながら、徐々に、治療後、さっぱり感がわかるようになり、喉の渇きも、減少した。

また、夢が着色されだし、登場人物の真赤な服を見ながら、これまた、以前は無色だった、とも気づかされる。

「坐る姿勢が変わった」と指摘されたのも、この頃だった。

いわれてふと、以前洋服屋に、背中の曲りを指摘されたことを思い出したそうだが、確かにこの頃、立つこと自体楽になり、自転車をこぐ時など、背中の違いがはっきりと感じられた。

以前は、洗面で立っていることすら、辛かったのだ。

さらにこの頃、「からだをあずけられるようになった」という指摘もされている。

心身を他人にあずけられない人は、何でも自力でやらないと気が済まず、無理にでもやり勝ちなので、これで、楽になっていく過程が一つクリアーされた、ということである。

とはいえ、長年月かけて培ってきたモノや、長年直視を避け、それと気づかずに過ごしてきたコトが、そう易々と変わっていくはずもない。世の中そんなに甘くはない。

同じ頃、同時に、以下の２点も、指摘している。

指摘は共に、治療の最後に坐位で行なう、相互海藻瞑想の時の〈ぎこちなさ〉に由来するものだった。

すでにふれたとおり、これは二人で何かする時の基本パターンで、対人関係のあり様が自ずと露呈されるのだが、彼女は、無意識に、相手を読みとろう、合わせようとする気持ちが強く、そうした“美意”が裏目となり、抵抗や力みと化し、ぎこちなさにつながるのだった。

が、本人にはそういう自分が見えない。そこが問題で、その点が、指摘その①、である。

一方、海藻瞑想のぎこちなさとは、要するに、動きそのものの固さなのだ。動きの芯に固さがあって、しかも、本人にはそれが見えない。そこが問題で、その点が指摘②、である。

即ち、からだが固いのではなく、あくまで動きが固いのだ。

彼女の場合、確かに今はからだも固いのだが、むしろ元は柔らかい、と直感された。素質的には柔らかいのに、境遇、生活環境など、後天的に固さが強いられ、しかも一切を意識できず、いつしか、表面に固いヨロイを作ってしまった、……か。

したがって、私の診立てでは、自分が〈見えて〉くるにつれ、まず動きの固さに変化が現れるはず、であった。

その初期変化が、本来の柔らかさを呼び覚まし、それが人間関係を円滑にし、相乗効果をもたらしつゝ、やがて、彼女本来の、柔らかな、楽で楽しい生が、展開されていく……。

一方、こうした経緯と相前後して、両親との間に潜在していた諸矛盾が、少しづつ顕在化し始める。

いくつかの出来事が、のっそり、顔を見せ始めたのである。

もとより、人は親子関係抜きにはあり得ないから、自分を直視すれば、同時に両親をも直視せざるを得ないこととなる。

彼女の場合、反抗すら大儀な慢性的エネルギー不足下で、不本意にも〈従順〉げに振舞ってきたわけだが、それは要するに、親子関係など、面倒くさい、まともに取り上げるに値しない問題に過ぎなかったから、であった。

たとえば、数年前、境遇の似た男性と密かな交際が始まったが、母親は察知、持ち物や部屋の無断点検がエスカレート、手紙、電話、そして交際そのものに“超・常識”な干渉が加えられた。

人格無視の振舞いだが、文句でもいおうものなら、即逆上、ヒステリックな金切り声が倍になって飛んでくる。

普段から口うるささは並でなく、反論すれば、火に油を注ぐだけなので、ついまともに相手することがはばかられ、話すことすら、億劫になる。結局、言葉は喉まで出かかっても、それ以上は出てこず、いいやいいや、と飲み込んでしまう。

そのうち、反応全般が鈍くなる。何かいおうとするとどもり始め、言葉にならなかったり、なったとしても、やたら時間がかかり、その割には単語だけだったりする……。

“従順”の中身とは、結局、この体のものであった。

かくて、象徴的な〈事件〉が起こる。

象徴的とは、意図に反してではあれ、取り繕った関係の実態がもろに露呈された、という程の意味である。

題して、〈Ｉ恵流拒食事件〉、とでもいえようか？

Ｉ恵さんが突如、自分用の「ご飯」を炊き、同じ食卓の上で、両親とは全く別の食事を始めたのである。

直接的には、本郷の『大きなかぶ』で、野菜と米を買うようになったことがきっかけではあったのだが、自分のからだは自分の考えで！、と考え始めた、必然の帰結でもあった。

無論、その裏には、低迷する体調(持久力のなさ、慢性的風邪引き状態、外でへたり込む、物につまづく、箸を落とす、舌を噛むなど）への危惧と、母親の食事観への強い疑問、いくらどなられても肉食系は口にしたくないなど、現実的動機もあった。

でも、かつては、好き嫌いゼロの健康優良児というから、どこかに「母親を拒絶する」気持があったと見るのが自然だろう。

現に、次第に軋轢が増す中、「自分の意思を通そう、自分を大切にしよう」と考え始める。そんな考えは前代未聞だった。

しかも〈食〉という、生の基本でそう考えたのは、従来、その基本でいいなりだった自分が見えてきたから、に違いない。

ちなみに、父親は、「共同生活をおくっているのに、独りだけ違うものを食うな！」とどなり、母親は、「葉っぱばかり食べて、ニワトリみたい」と、イヤ味を並べ立てた。

従来なら簡単に押しつぶされたろう。が、からだは皆違うから、食べたくないものは無理に食べない、と反芻。コワモテの父親には反論できなかったものの、母親には、「私の人生に責任持てますか？　自分のからだは自分で守ります」と切り返した。

こんななりゆきの中で、母親とはますます口がきけなくなり、ついに、かろうじて〈筆談〉で……、にまで至る。

治療を始めてかれこれ２年(この間、治療・瞑想の指導セットで月１の来院)、混沌から立ち上がり、懸命に出口を模索した時期で、必然、体調も最低最悪の連続、であった。

どう最悪かといえば、常にボーッとして全身重だるく、学校には週に２回ほど、何とか行けてもすぐ帰るといった調子で、後はほぼ丸一日眠っている、と、そんな日が続いた。

予備校のゼミの先生に「顔色が悪いけど、大丈夫なの？」といわれた程だが、以前は、そんな自分に鞭打ち、勉強を無理強いし、かつそれが当然と信じて疑いもしなかっただけ、のことだ。

自分を鞭打つのは止めた。からだを信頼し、一切をゆだねてみよう！、眠いんだから眠っちゃおう！、と、開き直った。

そうやって欲求に身をゆだねることは、他愛もない快感だった。しかも寝ても寝ても、いくらでも眠れることが気持ち良く、呵責の念などわかず、不思議にあせる気持もなかった。

むしろ、最小限の時間しか取れない以上、必要最小限の勉強だけしよう、とハラもくくった。

その結果、この回の司法試験の一次試験は合格しており、友達誰もに、何で受かったのよ！、と非難？されている。

夏場の二次・論文試験の直前、さすがに超・夏バテ状態に陥り、２週間寝込む。ほぼ寝たきり老人だった。

それでも気力を振り絞り、直前一週間、何とか立ち上がる。

が、案の定、当日は受験票を忘れたり、勝手な思い込みによる問題の読み違えもあり、へとへとに消耗した二日間となる。

結果は、当然、不合格だった。

ただ、不思議だったのは、受験票を忘れた時、以前なら完全にパニクっていたろうに、あせっている自分をどこか冷静に見ている自分がいたこと、だった。

へぇー、これが瞑想だってか！。いつのまにやら、しかも勝手にそうなってた、ってとこが、とりわけ奇怪な面白さだった。

そんなこんなの中、生理が止まる、という事態に至る。

低体調と緊張がらみできたから、不規則は当り前で、２，３カ月なしもザラ、不正出血すら何度かあり、婦人科へは過去二度行き、諸検査、内診の結果、異常無し、といわれてもきた。

薬服用には本能的に疑問な上、医者のいいそうなこと、検査の類もわかった感じで、婦人科へ行く気は全くなかった。

仮に薬で調整できても、本来的な働きでなく、薬を止めれば元通りとあっては、ただ、薬依存になるだけで、そんなハイ・リスクを負う位なら、多少時間はかかっても、体調自体を上げる、それが、まともな人間のまともな発想だろう！、そう考えた。

かくて「多少時間はかかっても」は結果的に、ちょうど丸１年となり、この間無月経だったが、これまた不思議なのか当然？なのか、その内、目に見えて、体調が上がり始めた。

体調が上がりつゝ無月経、とはどこか矛盾だが、からだの仕組みは単純なはずもなく、思惑通りにいくわけもない。それに何より、調子が上向いていく安心感たるや、絶大だった。

現に、復活した生理は、とりあえずは暫定お試しコースの隔月型だったが、そのままペースで１年半続いた後、ついに、彼女にとっては未曾有の、月例・平凡・並型となっていく。

前後して、眠気の方も、わりと唐突に、消えた。

これまた、だからといって特にご褒美もなかったが、なるほど、眠りたいだけ眠れば、それ以上は眠れない！、という当たり前が当り前として、身をもって理解できたことがうれしかった。

〈理解〉こそ、最高のご褒美ではあったが……。

さらに、『瞑想』に関していえば、当初は、タメこんだ諸々の放出を兼ねた、ラティハン誘導が主たるネライだった。

だが、姿勢改善が顕著となる頃から、むしろ坐る気持ち良さがわかり、坐りたい！となってきたため、本来的な只管打坐（しかんたざ）(無目的にただ坐ること）も試みた。

結果、広く様々な領域で、自らの弱点も見え始め、そこでさらに、治療の中で知恵を絞り適切な瞑想法を工夫し合うなど、弱点にもしなやかな対応を心掛けられるようになった。

たとえば、残っていた「どもる」傾向に対しては、ゆっくり行動とその観察を提案。禅の経行（きんひん）を、超ゆっくり歩き〈見〉法として、くりかえし練習した。

お陰で、日常的にも、ゆっくり歩き可となり、地球の丸さがわかった、などと語っている。結果、従来の近視的見方も見え、さらには、「どもる」という現象の何たるかも、自ずと〈見〉えてきたか、いつの間にやら、どもらなくもなった。

またたとえば、直感力、全体把握力不足に対しては、グループによる即答形式・勉強法の採用や、日本式・直感力・全体把握力養成法たる「俳句」を活用すべく、句会への参加などが提案、実践されるようになった(当院では月一定例の句会あり)。

さらには、なりゆき上、受験のノウハウまでをも取り上げてみた。課題である箇所を適宜摘出、検討の上、現実的対応として、実験的に瞑想法のあれこれの活用も試みた。

具体的には、当時課題は二点あり、まず①は、勝手な思い込みによる問題の読み違えミス、だった。

これは失点直結の大テーマなので、〈思考を見る瞑想〉を繰り返し、他の思いつき瞑想も試みている。

②は、長丁場・試験につきものの〈疲労〉の問題である。

この対策には、疲れない注意力たる受動的・拡散的注意力に的を絞り、例の経行(きんひん)で、超・ゆっくり歩きつゝ注意力拡散、あちこちを同時に受動的に見る、そんな練習を繰り返した。

ちなみに、この頃、「今、一番したいことって何？」という話になり、「旅行に行きたい！」、「じゃあ、行けば」となって、彼と二人での旅行、が実現する。別にどうということもないが、彼女にとっては革命！、ですらあったようだ。

従来は「○○が片づいたら、☆☆しよう」だったから、旅行自体に「今、したいことをしている」うれしさが、さらに、古い発想形式が〈見え〉たうれしさまでもが加わった、わけだ。

かくて、治療開始後３度目の春を迎え、従来になく諸情勢好転する中、満を持しての一次試験挑戦となった。

が、善戦空しく、またもや、不合格！。無論、合否はやむを得ないことだが、何と、話はまるで予想外の様相を呈し始める。

発表を見ての帰り、友人達と、「○○さんは受かった。××さんは落ちた」という、定番のおしゃべりになったらしい。

と、突如、そういう世界が、耐えがたくなった。

「アイツが受かり、自分が落ちる、けしからん！」、かつては微塵も疑わなかった思考方式、それしかできないちっぽけな世界、そのバカバカしさ加減が、突如、くっきりと見えてきた！

確かに、以前にも、もう止めた！と思うことはあった。が、それはあくまで、いわば世界内での思いであり、世界そのものを疑うことなど、決してなかった。

それが今、不意に、その巨大世界が、その強固だった枠組そのものが、音を立てて、崩れ始める！

試験はもう本当に止めだ！、I恵さんはそう決めた。

いつかはたどる道だったかもしれない。が、今、彼女にとってそれは、逃げ道ではなく、新たな選択の道、と見えた。

しかし、私は、彼女の決意を聞きながら、もとよりその意志は尊重するものの、とりあえずの〈保留〉を、提案した。

彼女にはオール・オア・ナッシングのキライがあり、会社勤めや就職活動の苦労も知らず、そんな現状での判断は、軽率かつ危険だし、それに何も、今、最終決定が必要な理由とてない。

留保したまゝなりゆきに任せ、状況次第で臨機応変に……、それが自然な、無理のないあり様だし、気楽体的やり方でもある。

案の定、“社会”は、甘さなどどこにもなかった。

衆目明らかな就職環境の厳しさに加え、個人的にも、誇れる職歴・特技とてなく、むしろ年齢上のハンディすらあった。

とはいえ、この“自由時間”は、生まれて初めての解放であり、そこで、バイトし、一人旅に出、運命的な出会いに遭遇し……と、夢のような生を、彼女は楽しんだ。それも事実だった。

また、就職には車の普通免許とパソコン位は必須とわかったこともあり、とりあえずの教習所通いも始まる。

その結果、たとえば運転練習中に〈受動的注意力〉の真価に触れることもでき、瞑想で得たものの大きさに、改めて認識を新たにすることともなった。

さらに同時期、偶然、父親の医院の事務員が入院、そのためアルバイトに入り、必要から、パソコンも習い始める。

かく予期外の展開の中、ある日、また予期外にも、突如、「今までの自分の真実の姿が見えてきた！」、という。

それは、ただ苦しげな格好をしているだけ、試験も本当は受かりたくなどなかった？恥ずべき自分像であって、すると、何と、突如、心の底の底から、合格が渇望され出した、というのだ。

急遽、受験勉強が、再開された。

働きつゝの再開であり、同年暮れも、すでに残り少なかった。

ちなみに、彼との関係は、次回試験までとりあえずは〈保留〉とし、それまでは会わない、と決めた。

直接的には彼の“グチ”を聞くのがつらくなったようで、結局、いつしか、彼女が一人、先を歩いてもいたようであった。

他方、〈からだが変わった〉という実感もあり、ますます明るくなっていく自分もあって、あちこちで、顔が変わった、ふっくらした、などいわれることも多く、うれしかった。

かくて、次の春、一次試験。……、当然？、不合格！

だが、例年のがっくりパターンと違い、案外とすっきり。働きながらの再チャレンジに、ジワジワっと、燃える！

また、この頃になると、様々が〈見え〉てくるようにもなってき、結果、自ずと、気づきも多々出てくる。

たとえば、〈からだが変わった〉とは、足腰がゆるみ、足の運びも楽になったかな？の実感とかで、それでも依然、首は、喉の奥の方までコチンコチンに固く、これが文字通り〈ネック〉だ、と見えてきた。

そこで、その固さに向かってラティハンを誘導するなど試みたが、ラティハンは出ず、口のパクパクが喉奥に快なこと、さらには喉と肩甲骨や腕との強い連動性、なども見えてきた。

あるいは、卓見？というべきか、この時、チックの意味が見えてくる、という気づきもまたあった。

首の奥・喉の辺りの動きを見ていた時のことだ。グキッと電気がつっ走り、と、まさにその瞬間、唐突に、自分は本当は弱くなかった！、弱いといわれ続け、ただそう思い込んできただけ！、と直感された、という。

確かに、両親は病気持ちだったが、本質は強エネルギー人種だ。その病気だって、心身症、働き過ぎ、アルコール摂取過で、その子なら、同タイプの強エネルギー人間たる確率は相当に高い。

現に、ならばこそ、つまり丈夫ならばこそ、ギリギリまで追い込まれた時、自分は、チックを出現せしめ、反撃に出た！

これこそが、チックの真の意味ではなかったか！！

いずれにせよ、彼女にとって〈喉〉は、あたかも〈抑圧〉の、そしてその〈犠牲〉の象徴、であったかもしれない。

ふりかかる圧倒的強圧の下、彼女は身を縮め、固めて、どんな反抗をも自らに禁じ、喉にまで出かかる言葉も、ひたすら飲み込み……、そうやって、自らが喉に対して、実は、圧倒的強圧者として振舞ってきたのではなかったか？

したがって、喉が自らを固め閉じ、しかも固い首の最深奥に隠れ棲むのは、一種の〈引きこもり〉？、かもしれなかった。

となれば、直接的アプローチはむしろ逆効果で、口パクパクが快なことからしても、ここは急がば回れで、連動性を高め、まずは周囲の環境整備から、と考えるのがスジなのだろう。

思えば、ラティハンそのものが一種の踊りだし、踊りこそ、最も合理的で無理のない環境整備……。

と、ここでまた、降って湧いたようなご縁が降って湧き、〈インド舞踊・サークル〉への加入、へと展開していく。

ラティハンといえば、こんな気づきもまた、あった。

それは、首がらみの動きで、首の左振り向きは違和感がないのに、右振り向きは不快で、しかも、右へのある微妙な角度となると、行きそうなくせに、どうしてもいかない、という。

それも気持ちの上では、そのまゝググッと一気に振り向きたいらしく、手を添えてでもの気分なのだが、やはりなぜか、スルッと、ごまかされるように、逃げられてしまう……。

どこかで聞いたような……と思ったら、母親との関係そっくり、なのだ。その旨をいうと、大きくうなづきつゝ、「あんたのためとかいいながら、スルッとごまかして逃げるんだよね」。

何度もそうやってかわされてきたから、欲求不満が首に溜まったかねえ？、と私。考え過ぎ？は否めないけれど、かといって、そう無碍に否定もできないような……？？

ちなみに、この頃になると、母親との関係は、少なくとも彼女にとっては、対等、となってきたそうである。

〈筆談〉に至った裏にも、弱い自分を守る、喉の固化があったはずで、それが、〈対等〉になれたとは、何とか声を出して渡り合えるまでになった、ということらしい。
無論、そうした表面的変化の裏では、当然、それなりの努力や試行錯誤は多々あったようだ。

たとえば、どうしても「お母さん」とは呼べず、「あなた」ならＯＫだったらしく、一時そう呼んで、それが大きな自信になった。「あなた」とは、当然、独立人格間の呼称である。
現に母親には「何なのその呼び方は！」とどなられたというが、母親もまた、正しく、表面的変化の裏に、何ごとかをキャッチした、に違いあるまい。
〈対等〉とは、「私はあなたとは対等だよ」という意識が、相手に正しく伝わった時、自ずと、成り立つものだろう。
事実、以降、彼女は母親に対し、感情に走らず、クールに主張できるようにもなる。またそれにより初めて、積年の“恨み”も消え始めた、ともいう。

……かくて、今なお、自分本来の道を模索するＩ恵さんだが、最後に、今現在の自分像を、と、総括してもらった。

最大の変化は、からだを尊敬の目で見始めたこと、という。
からだは、シンプルで、無駄がない、だから、信頼し、おまかせしていればＯＫ、とやっとつかめてきた。
そこで、からだの言葉を感じることを大事にし、そうなって初めて、頭だけの考えは一面的、と気づけた。

思えば、治療以前は、自分が見えないまゝに、まさに頭だけで生きてきた。

頭で考えた枠組みがまずあり、それにとにかく自分を押し込める……、それが唯一正しい生き方、と信じ込んできたのだが、本当はそれって、自分を肯定できず、自分がいないから、枠組みにすがる他なかっただけ、のことだった。

結果、自信が持てず、自分など誰一人受け入れまい、と勝手に決めつけ、さらに、その不安から、何とか嫌われまいと、他人の顔色をうかがう。

当然、どうしてもＮＯがいえず、不本意ながら、八方美人のぶりっ子を演じる、ニセ人生の日々……。それとても、人に受け入れられず、甘えた憶えすらない彼女が、考えに考え抜いて組み上げた、精一杯の枠組み、ではあった……のだろう。

しかし、そうした日々から、ある時、敢然と、立ち上がったものがあった。それが、チック、だった。

だから、真の問題は、チックにではなく、その向こう側にあった。そしてその事実を、彼女は無意識に掴んでもいた。

本能的な知恵に拠ってだろうが、同時に、それは体調の悪さが、自ずと湧き立たせた知恵、であったかもしれない。

当時は、まさに体調の劣悪さ自体が、大問題だったのだ。

で、その劣悪な体調は、どう変わったのか？

①固い→柔かくなってきた、の変化。

以前、からだは一枚岩だった。それが、しなれるようになり、たとえば、昔は不可だった姿勢がとれ、柔化が実感できる。

側わんの改善も顕著。頸から肩甲骨周囲の深部に、固さが残。
②ドテッと重い→軽やかになってきた、の変化。
日常的に、全身重だるく、微熱と眠気の、慢性風邪引き状態。
結果、立ち続け困難、午前中起きられない、すぐ寝込む、など、
気力でガンバってきたが、重さが抜け、敏捷な動き可となる。
③からだが冷えなくなり、生理も順調になった。
④無駄な力みが減り、安定し、落ち着けるようになった。
⑤総じて、しなやかに、敏感になり、自信がついてきた。

さらに、チックそのものの変化は如何？
質、量、ともに大変化あり。量的変化としては、まだ１～２割は残か！、これが実感。（なおも進化？の余地ありか？）
質的には、まず部位的に変化あり、肩から上部に残。歯を噛み締める、首を振る、肩甲骨を回す、などに限定されてきた。
動きも、以前の末端部だけだった感じから、深い部分での連動、特に腰との連動性がはっきり実感可となってきた。
時間的には、日中は減、夜うつらうつら時に多、など。

ちなみに、「受験」に対しても、距離が置け、楽に向き合うべし、当も落も、大差はない、と思う。
それより、今は、自分らしい自分、本来の自分、を意識している。やりたいと思うことをやれる自分になるには、やはり、周囲も良く見え、しなやかな対応が必須だろう。
そしてもし、こんな自分にも、課せられた役割があるとすれば、それに気づき、果たすべく、精一杯努力したい。
結果は問わない。精一杯さ、それだけで十分！とも思う。

☞さて、『今が一番！』、である。

まずは、チック発症時、を検討してみよう。

あらゆる矛盾が極まって発症するのだから、当然、最悪とすべき時点だが、それがなぜ、『今が一番！』であるのか？

ウガっていえば、チックは、絶妙の機に出現した、と思う。

チックとの初対面時、I恵さんが無意識にとった基本態度に、それがはっきり現れていよう。

つまり彼女は、結果として、からだでの実感により現実を直視、実感がよしとする治療法に賭けたわけである。それは彼女が生まれて初めて、枠組み思考を捨てた時でもあって、まさに、然るべく準備された、絶妙の機であった、とはいえないか？

チック君は物陰から観察し続け、タイミングを計り、「それ、今だ！」と読み切り、さっそう登場したに違いない。

そんなアホな！、タメにする解釈だ、と評されよう。が、事実、そんな理想的出現を、彼は果たしたはしなかったか？

チック発症時まさに『今が一番！』、とする第一の所以である。

さらには、こんな考えはいかがなものか？

悪状況下で、チックのような不快症状が起こって、喜ぶ人は皆無だろう。でも、時間が経ち、全体が見えてくると、あゝ、あの症状のお陰で……と、感謝したりもするものだ。

ところが、チックとは、外からは見えにくい内側が湧出するので、その気で直視すれば、今、直ちに、これまで見えなかった何かが見えてくる……、そんな不思議ワールド、なのである。

つまり、チックを直視すると、何もなかった所に何かが見えてくる、だから、実はチックとは、マヂック？、に他ならない。

となれば、チックと共生し、学びつゝ歩くＩ恵さんの歩みは、あたかも「マヂカルでミステリアスな旅」といえようか？

そんなワクワクするような豊穣な旅とあれば、これまた当然、『今が一番！』、に違いはあるまい(ふーっ、苦苦苦ーっ！)。

よって、チック発症時は、『今が一番！』であった！

しからば、最悪でも最高でもない時、は如何？、〈並〉の時、たとえば、街を歩いていた時などは、どうか？

普通、誰しも、「あゝ、今が一番！」などと考えまい。ましてや、出勤の道すがら、誰が『今が一番！』と叫ぼう？

だが、どう考えるか、と、本来どうか、は自ずと別だ。

最悪とか最高とか、とかく人は意味づけしたがるのだが、所詮、今は今でしかなく、と同時に〈今〉は、最悪にも最高にも並にも、何にでもなり得る、これまた不思議ワールドである。

つまり〈並〉の時といえど、本来、最悪や最高と何らかわるはずもなく、『今が一番！』に何ら変わりはない、ということだ。

思うに、そういう不思議な〈今〉の限りない連なり、それこそが人生なのだから、そもそも、人生こそ、本来、マヂックみたいでミステリアスな旅そのもの、であろう。

とすれば、何にでもなり得る不思議な〈今〉を、まさに『今が一番！』となし得る、もし、そんな生き方ができるとしたら、それこそが、マヂカルでミステリアスな旅の真骨頂、といえるのではないか？

4．ありとあらゆる〈今〉を『一番！』と見るものの見方

神の〈愛の息吹き〉は、いわば風みたいに、
等しく、誰に向かっても吹いているわけだが、
人はまさに人それぞれに、それを受け止めるようだ。
だからたとえば、病との関わりを観察してみるだけでも、
その人の人間性が、自ずと醸し出されてしまうのではないか。
かくて、その関わりの経緯をたどってみるなら、そこにやはり、
マヂカルでミステリアスな旅が見えてくる、のであろう。

マヂカルでミステリアス云々とは、いわずもがな、
ビートルズを意識したセリフで、そのヒット曲、
『マヂカル・ミステリー・ツアー』に拠っている。
この曲は巷間、いわゆるトリップへの誘いとされるらしいが、
あるライフ・スタイルの提唱、と読み得なくもないだろう。
即ち、人生の一瞬一瞬は〈旅立ち〉なんだヨ。しかも、
いつ、どんな〈旅立ち〉であれ、『今が一番！』なんだヨネ！
……と、これが、わが天下御免！の独断流、
『マヂカル・ミステリー・ツアー』珍解、である。
もとより、これは、ビートルズに事寄せたわが人生観、
人生かくあるべしの表明、に他なるまい。
事実、私自身、これまで何度も繰り返してきた通り、
そんな人生を、強く望んでいるのである。

そして、私のこの発想は、からだ由来、ともいえるのであった。
気楽体を通じ獲得したからだ観、人生観、であった。
つまり、日々、自分や様々なからだのあるがまゝを見、
その交流やなりゆく様を見、結果、知るに至ったことは、
あらゆる〈今〉は自ずから『今が一番！』なのだ、と、
そう見るしかない！、との実感であった。
そして、実際に、そう見るようになった時、わが生もまた、
気楽な上に、なお一層、楽で、楽しいものとなった！

そこで、こう、考えた。
これって、実は、パラダイム転換だったんじゃないのか？
一切は、治療の実質が質的転換した結果、じゃなかったか？と。

なぜなら……、
わが治療は、〈何もしない〉を標榜するもの、だった。
治療しない治療、治そうとしない治療、即ち何もしない治療！、
それが、わが治療・気楽体、であった。
人と人とが、一つに連なり、なりゆきにゆだね、……と、
そのなりゆく様を、ただあるがまゝに、見つめる。
要するに、気楽体は、人為による営みをではなく、
からだによる、無為の営みを、治療と呼んだ、わけである。
つまり、無為の営みをしてもし治療と呼び得るとするならば、
これぞパラダイム転換といわずして、一体何であろうか！？

仮に、……と考えてみて欲しい。
全国の家庭やサークルで、気楽体が実践された、としよう。

高度なテクニックや修錬が必要なわけでなく、
その人なりのやり方でＯＫで、誰にも即可能なのだから、
周囲を思い遣るやさしさと、その気さえあれば……、
と、この仮定は決して、途方もない夢物語なわけではない。
だから、もし仮に、……と、その実現を考えてみて欲しい。
おそらく、医療費は早晩、相当の影響を被ることになろう。
なぜなら、治療におけるパラダイム転換は、必然、
医療費の増減に、顕著に跳ね返らずにいないだろう、からだ。

ちなみに、過日、ＴＶのある健康番組を眺めていたら、
茨城県・大洋村が、医療費の増加率の抑制に成功、
全国自治体から視察が殺到している旨、紹介があった。
村長さんのとった「秘策」は、大方の意表を衝くもので、
最深部の筋肉・大腰筋の筋トレを、「村体操」に採用したのだ。
週に１、２回、野良仕事後の村人が、村営ジムに集合、
エアロビクスよろしく、「踏台踊り」を楽しむのである。
さながら、６、70才によるジジババ・ゴーゴー大会だ。
なるほど、むべなるかな！、医療費抑制の魔術たるや、
中途半端な、小手先アイディアなど通ずるはずなどなく、
文字通り、〈根源的〉大革命の成果、だったわけだ。
要するに、パラダイム転換、である。

当然、ここでもまずは、〈情報〉との遭遇が、先行しただろう。
（実際は筑波大「転ばないトレーニング」研究班と提携）、
その情報に触れた瞬間、村長さんの脳ミソがスパークした。
「よっしゃ、こいつはひょっとして！」

と、この時、積年の懸案、「医療費増抑制」の抽象的大命題は、
突如、きわめて具体的かつしなやかに、大変身した！
即ち、目に見える〈からだ〉に置き換わったわけだ。
しかも〈からだ〉とは、その〈根源〉、大腰筋のことだった。
並の筋トレだけだったら、多分この成功はなかったろう。
(実際には、基本的筋トレ運動も並行実施されたという。)
なぜなら、筋トレは、からだを固め勝ちで、その上、
結果の数値化は、競争を誘い、ガンバリをも呼ぶだろう。
要するに、みんなでワイワイやれる遊びがないのである。
対し、大腰筋体操はポイントが的確に絞られ、効率も抜群、
それでいて、ゴーゴー遊びなのだから、楽しくないはずもない。
かくて、彼の地では、ヨボヨボ爺様や腰曲り婆様は消滅、
今や、背筋ピンピンのピカピカ老人が闊歩するのである。
これぞパラダイム転換の何たるかであり、同時に、
途方もない夢物語といえど軽々現実化し得る、その好例である。

さて、しからば、気楽体や如何に？
気楽体のキー・ワードといえば、《今、あるがまゝ》であった。
そして、この《今、あるがまゝ》とは、もとより、
ものごとのあり様の、一〈根源〉を指す言葉、である。
とすれば、実は、気楽体もまた、
からだの一〈根源〉を見つめようとする方法、に他ならない。
つまり、彼の村体操が、《大腰筋》という、
からだの一〈根源〉に関わろうとしたと全く同様に、
わが気楽体もまた、《今、あるがまゝ》という、
からだの一〈根源〉に関わろうとするものなのだ。

しからば、再度、あえて問おう！
彼の村体操は、なぜ、成功したのだったか？
答えは……、扇のカナメを押さえたから、と、私は思う。

実際上、大腰筋なる〈根源筋〉さえ押さえれば、
後は〈何もしなくていい〉と、私は思う。
即ち、根源筋を意識し、それを意識して動きさえすれば、
後は一蓮托生？、起こるべき一切は、〈自ずと起こる〉。
なぜなら、からだはそのように創られてあるからだ。
それがからだの原理だし、大洋村で起こった一切、でもあった。
要するに、村は、扇のカナメを押さえただけで、
後は、何もしなかった、といったっていい。

さてさて、しからば再び、気楽体においてや如何に？
あえて再び、大腰筋に戻って考えてみたい。

大腰筋（腸腰筋）とは、あらゆる深部筋の象徴、である。
深部筋とは、からだの奥深く、骨と骨をつなぐことで、
からだを支え保持し、人をして人たらしめている筋肉である。
とりわけ大腰筋（腸腰筋の一部が大腰筋）は、
上、下半身をつなぐ、カナメの位置で、支え保持し、かつ、
人としての動きのカナメともなる、最重要な深部筋だ。
さらに、深部筋は、動きのエネルギー源でもあって、
したがって、人の動きとは（基本的に）、
大腰筋を始めとする深部筋の繰り出す初動エネルギーが、
骨格と深部筋群を伝わり、外に表出するもの、と考えられる。

つまり、深部筋の役割は、
①からだを支え、保持しつゝ、同時に、
②からだの動きの主動力源となる。
これに対し、体表面をカバーする表在筋の方は、
①深部筋の支え、保持する働きを補助しながら、
②最大限リラックスしつゝ、深部の動きに連動、補助する。

ちなみに、いわゆる〈筋肉〉とは表在筋のことであり、
俗にいう筋トレも、従来は表在筋のみを対象としてきた。
したがって、大洋村の〈魔法〉は、こう、総括できるだろう。
即ち、深部筋を意識させ、〈筋トレ〉させることで、
表在筋は休ませ、リラックスさせたまゝ、結果として、
深部筋ともども、表在筋強化をも起こさせた！、のだと。
したがって、表層が最大限に休みリラックスした時、
〈根源〉を意識する、……と、そこに自ずと、
〈根源〉の本来的エネルギーが働く！、……と、
これが、大洋村の〈魔法〉の実質、であった。

ちなみに、気楽体ワークで、〈何もしない〉がヤユされ、
こんなにあれこれやらせといて……、と冷かされることがある。
そんな時は、この表在、深部両筋の話が、ぴたりとくる。

即ち、まずは最初に、深部筋系の動きとして、
太極拳様の動きを実感してもらっておくのだ。
それが普通の表在筋系の動きとどれほど違うものか、
納得してもらった上で、こんな風に説明をする。

気楽体でいう〈何もしない〉とは、あたかも、
表在筋部分で何もしない、ということなのである。
そのかわり、深部筋部分で、あれこれやる、のである。
が、実は、それも方便で、深部筋でも、何もしないでいいのだ。
あれこれやると見せて、本当は、深部筋を意識させ、
深い部分に目を向け、見つめさせている、のである。
かくて、表層が最大限に休み、リラックスした時、
深部・〈根源〉の《今、あるがまゝ》を見つめる、と、
そこに、自ずと、〈根源〉の本来的エネルギーが働き、
起こるべくして、治療が、起こる……。
これが、気楽体の〈魔法〉の実質、である、と。

したがって、〈何もしない〉で、
《今、あるがまゝ》を見つめている、……と、
〈根源〉から、エネルギーが自ずと湧出する。
結果、そこに、治療という〈魔法〉が起こり、
〈今〉こそまさに『今が一番！』だ、と見えてくる……。

かくて……、
ありとあらゆる〈今〉を『今が一番！』と見なしながら、
〈何もしない〉で、ただただ、《今、あるがまゝ》を見つめる、
……と、
そこに自ずと立ち上がってくる、治療という〈魔法〉を、
一人でも多くの、あなたに、楽しんで欲しい、と思う。

これが、本書のささやかな願い、ということである。

月並みな言い方だが、人は誰でも自分の中にふるさとを持っているのだと思う。
　そして、そのふるさとは、生まれ育った土地ではなくて、それをつきぬけて更になつかしい、何かの拍子にそれにチラリと触れられただけで、胸が熱くなるような、遠い、真実「私」だけのふるさとである。
（『光と影の向こうに』）

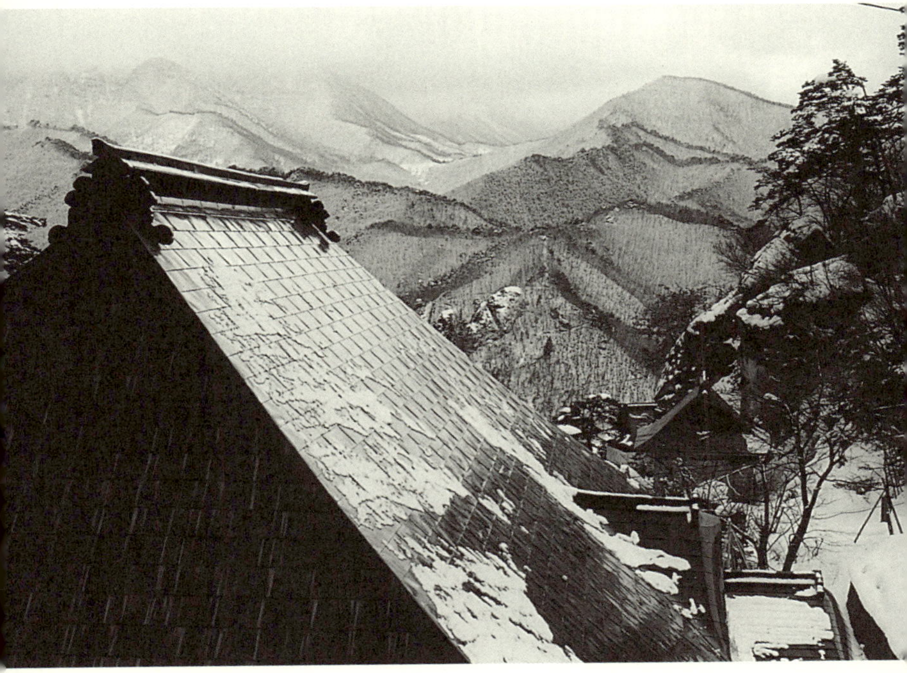

目には見えないが、人の心の中にはそういうふるさとが確かにあって、意識の奥の奥の方では、いつもそのふるさとに帰りたいと願っている。人がすることは全て、成長することも、学ぶことも、旅をすることも、この奥深い願いがさせていることではないかと思う。

旅に出て、いつも同じものにひかれるのもそのためだろう。ふるさとを内に抱きながら、そのふるさとを暗示してくれるような、景色や、人や、出来事に出会うことをどこかでいつも願っている。

それが旅なのだと思う。

（前田利勝『光と影の向こうに』）

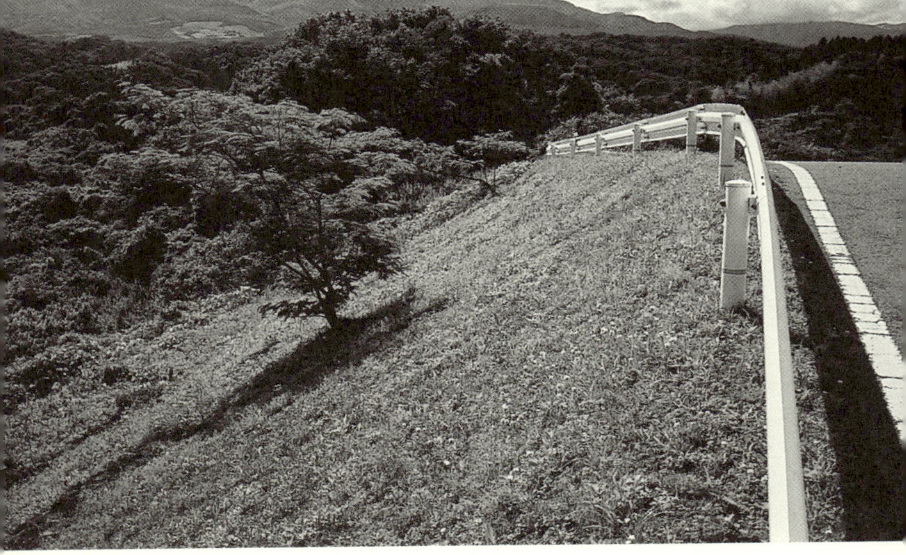

おわりに　《みんなの気楽体》

02年11月某日、「ＮＨＫスペシャル」の『シリーズ・変革の世紀・第５回』は、衝撃的であった。

「社会を変える新たな主役」と題されたその番組は、米国におけるＮＰＯ（非営利組織）活動の最新報告だった。

情報の逐一が超・驚きであり、えっ、こんな見方が！、の連続だったが、とりわけ、某大手食品メーカー№２の座を投げうち、貧者のための無償の職業訓練校を立案・実現させたスティーブ・ロスチャイルド氏の雄姿が、まぶたに焼き付いた。

「株主の利益のために生きるのは、もうごめんです。世の中のためになることをしたいんです。」

一見青くさい、だが画面上で輝きに満ちた、天然果汁100％のこの言葉は、私自身の言葉でもあった。

しかも、彼がひねり出した実際のシステムやノウハウがまた、滅法スグレものなのだ。

訓練校そのものは、就労意欲は十分ながら、絶望的に機会のない階層個々に声をかけ、一年間、全くの無償で、コンピュータを学ばせ、就労の場まで与えよう、という段取りである。

無論、成否の鍵は、単純明快、どこからどうやって金を持ってくるか？、に尽きるわけだが、彼の慧眼は、大方の思いもよらぬ資金調達法を探り当ててもいた。

人材の慢性的不足に悩む地元企業に対し、卒業生を斡旋紹介、その斡旋料を賛助金とし、活動資金の土台としたのである。

しかも、仮に被紹介者が半年以内退職の場合には、その賛助金は全額返還。その上、別の補充人員を必ず再紹介、それに対する斡旋賛助金をいただく……という明朗会計システムだ。

かくて、企業側は、一定能の労働力の安定供給が保障されてニコニコ、学校側も円滑運営でニコニコ、そして何より、就労機会も学ぶ場もなかった社会的弱者が、自力救済の道を開かれ、と、結局、みんなが一斉ニコニコ、なのである。

ん？、血湧き肉踊る話、ではないか！

さてさて、そこで気楽体、である。

これぞ、まさしく《みんなの気楽体》への道を拓くもの！、と直感されたのである。

ほぼこの20年、『気楽体』を上梓してからでもざっと16年、自分はひとえにこれを探してきた、とすら思った。

もとより、最初から、〈これ〉が、具体的だったはずもない。

この間、組織化への誘いがなくもなかったが、もともと組織自体苦手な上、ピンと来るものもなく、結局、何を待っているのか不確かなまゝに、非具体的な〈これ〉を、待ち続けた。

だが如何せん、〈これ〉はいつまでも非具体的なまゝ、皮肉にも〈何もしない〉でいる内に、瞬く間に十有余年が過ぎた。

本書もまた、そうした暗中での模索の一手、ではあった。

96年、『ある観法』上梓後、一応の集大成を願って、手探りのまゝに、ともかくも書き出しちゃったのが、この本である。

確かに『今が一番！』なるコンセプトは、当初から、あった。

そして、そのコンセプトを説得するに、気楽体の治療体験を！という、基本構図も、最初からあった。

にもかかわらず、現実には、誰もが簡単に参加でき、治療しあえるような〈場〉、即ち《みんなの気楽体》ともいうべきネットワークがどこにもなく、その展望すらなかった。

もし気楽体が《みんなの気楽体》へと脱皮可能とするなら、少なくともその展望こそが、そのための画龍点睛、となるだろう。

結果、不本意にも、書いては中断、ふと思い立ってはまた書く、といった暗闇の手探りが、続くこととなった。

（したがって、細かいことをいえば、執筆時と出版時とで、最大６年という時間差が、意ならずも生じてしまった。

ただし、実際上、最終的に推敲してみると、たとえば最も危惧された治療実例でも、現在進行形での〈現場主義〉で書いてきたためか、特に不都合なし、と判断できた。

無論、修正すべきは修正した。が、諸情報に関しては、たとえば新垣勉さんのＴＶ番組など、むしろ誇るべき幸運と眼力？の証明として、あえてその時点のまゝを活かした。）

しかしながら、あたかも、川の流れのように……、

思い返してみれば、やはり、川の流れのように、小さな伏流がいくつもつながり、もつれ、からまり、やがて川となって流れゆくように、身辺のとりとめもない諸々どもが、ふと気がつけば、いつしか一本の流れとなって……、といった塩梅で、例のＮＨＫ《変革の世紀》との出会い、へとなりゆいたようである。

かくて、遠く太平洋の彼方から、お声がかかった、と思った。

その声は、颯爽風を切って、はるか前方を歩む人が送ってよこす笑顔であり、エールでもあった。

お陰で、一気に、展望がひらけた思いだった。

中断し、放置したまゝの原稿に向かう気力がムラムラ湧いてき、のみならず、「アタマは何も帽子を被るためだけにあるわけじゃないゼ！」、と笑う声までもが、聞こえてきた。

そこで、アタマを使って、考えた。

どうすれば、《気楽体》が《みんなの気楽体》になるか？

互いに治療をやり合う場（たとえば仮称『やりっこ会』）及びそのネットワークづくりは、どう進めればいいか？

そのための世話役スタッフへのペイを含め、要するに、どこからどうやって金を持ってくるか？

などなど、あれやこれやに思いを馳せ、無い知恵を絞り抜いた挙句、結局は、本書の出版が、まずは優先、と落着した。

もとより、後々は、なりゆきまかせが流儀、というものだ。

かくて成立した以上、この本はあたかも、アジビラのようなもの、といえようか。かつて学園紛争でよく見た、〈総決起集会〉への呼びかけ、みたいなものだ。

ただし、同じ集会でも、こちらは、社会変革へのではなく、からだ変革への誘い、である。

もっとも、海の向こうの先達を見ればわかる通り、どこからどう入ろうが、そしてその意図がどうあろうと、ネットワークは、いずれ自ずと社会を変えてしまう、そういう力を秘めている。

まあ、何にしたって、からだは面白い。

不思議で、豊穣で、奥深く、汲めども汲めども限りもなく、興味が尽きてしまうようなことは、決してない。

そんなからだとからだのコミニュケーションともなれば、不思議が２乗、３乗もされてくるから、当然ながら、諸々様々な気づきもまた、２乗、３乗で起こってくる。

しかも、そういうからだの最も源初的な素のまゝに、それに沿おうとするあり様、それが《気楽体》である。

治療など〈何もせず〉、ただただ、からだの〈あるがまゝ〉を見つめてあろうとする生き方、あるいは、からだとからだのつながりの中で、からだに起こる一切に気づいてあろうとする生き方、それが《気楽体》である。

おそらく、この奇っ怪な方法は、その本質的奇っ怪さ故に、個的な一治療法であるのみならず、そもそも始めから、個と個とをつなぐ《みんなの気楽体》でもあった……かと思う。

だから、からだに耳澄まし、内なる声から、私が《気楽体》を聴きとったように、今、あなたもまた、あなた自身に耳澄ましてみて欲しい。

そして、もしそこに、内なる何らかの呼びかけの声を聴くとするなら、ぜひ、その声に応えてあげて欲しい。

一人一人のからだの中で、何かが、呼びかけている。

小さく、微かな、そのささやきに、耳澄まして欲しい。

その声こそが、実は、《みんなの気楽体》に他ならない。

そう、私は信じている。

人は人により育てられ、人となる、と、聞いたことがある。
この伝でいえば、広く誰とでもつきあえるような人は、豊かでおおらかな自分を育てているのだろうし、私自身のように、割と狭量で選り好みする結果、深くつきあうタイプは、奥行きある自分を育てたがっている、のかもしれない。
いずれにせよ、人間商売も長くなると、多くの出会いや行き違いがあって、ふとした折りなど、それら一人一人をしみじみ思い返し、深い感動に揺さぶられたりするものである。
彼ら個々が、血となり肉ともなって、結局、人とは、そうしたおのが分身たち全体の総計ブレンド、なのであろうか？

本書もまた、多くの分身たちに負うている。実例掲載の各位始め、患者さん方にまずは感謝したい。中でも、渡辺葉子さんには、身に余る癒しと成長の多大なエネルギーをいただいた。菊地多恵子さん、渡辺邦夫さん、鈴木千恵子さん、奥寺由美さん、そして“秘密”俳句結社・苦楽会の面々、互いに支え支えられしてきたこれら諸姉諸兄には、とても足を向けては寝られない。
また今一人の敬愛する先達、水書房の前田利勝さんは、その著書からの自由な大量引用を許可下さり、その上、病的な？写真まで提供下さった。これもありがたさの極みである。
最後に、拙文にここまでつきあって下さったあなたにも、最終メッセージを。
ありがとう！、どう、『今が一番！』ですか？

03年１月７日

還暦寸前・ビビりつゝも『今が一番！』の著者

宮城英男（みやぎ　ひでお）
1943年、東京に生まれる。1966年、千葉大学・園芸学部・農芸化学科卒業。編集業等を経て、31歳で鍼灸の道へ。41歳で『楽体―手作りの健康法』（マルジュ社）をまとめ、以後一貫して〈からだを自分のものに〉をコンセプトに、実践してきた。現在は、松戸市にて、鍼灸、楽体、気楽体、瞑想などによる治療及び指導をしている。本書を機に、〈みんなの気楽体〉運動ネットワークづくりをと、手探りで模索中。乞う、ご協力！
著書　『気楽体―愛の治療術』新泉社、『気楽体絵伝―実用・愛の治療術』新泉社、『気楽体夢遊―ある自立への道・体験記』新泉社、『気楽体元気―やさしく楽しい癒しへの道』宝島社、『ある観法―自分癒しのワークブック』新泉社
住所　〒271-0077　千葉県松戸市根本14-1　津田ビル604号
創方堂鍼灸治療院　☎FAX 047(368)0604

前田利勝（まえだ　としかつ）
1940年生まれ。立正大学・仏教学部卒業。池上本門寺・布教部勤務の後、「南無の会」事務局、月刊『ナーム』を主宰、同編集長を経て、現在、養源寺住職。
著書　『光と影の向こうに』水書房　［水書房　☎ 03(3752)1577］

今が一番！　気楽体覚書　そのまんまでＯＫのからだ観

2003年4月15日　初版第1刷発行

著　者――宮城英男
写　真――前田利勝
装　幀――桑谷速人
発行人――松田健二
発行所――株式会社社会評論社
東京都文京区本郷 2-3-10
☎ 03 (3814) 3861　FAX. 03 (3818) 2808
http://www.shahyo.com
印　刷――スマイル企画＋吉原印刷
製　本――東和製本

ISBN4-7845-0172-X